Técnicas de relajación psicosomática

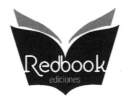

Redbook ediciones

Técnicas de relajación psicosomática

Colin Wilson y Amy Brooks

© 2015, Colin Wilson y Amy Brooks
© 2015, Redbook ediciones, s. l., Barcelona

Diseño de cubierta: Regina Richling
Ilustración de cubierta: Shutterstock
Diseño interior: Regina Richling

ISBN: 978-84-9917-373-3
Depósito legal: B-19.981-2015

Impreso por Sagrafic, Plaza Urquinaona, 14 7º 3ª, 08010 Barcelona

Impreso en España - *Printed in Spain*

Índice

Introducción

La relajación psicosomática constituye un modo de pensamiento y una manera de ser. El ritmo de vida actual somete al individuo a una serie de agresiones corporales y psíquicas que perturban su equilibrio físico y mental. En muchas ocasiones desconocemos los mecanismos de defensa que poseemos y que pueden ayudar a combatirlo.

Cada individualidad, cada hombre o mujer, tiene aspiraciones, gustos que piden ser satisfechos, instintos teñidos de agresividad, como el instinto sexual, censurados por el superyó pero que deben encontrar su camino. En caso contrario, los estados de tensión que resultan de la comprensión de las pulsiones, si no son sublimados se traducen en síntomas neuróticos. Los mecanismos de defensa, como la sublimación, permiten huir de la sobrecompresión de las tendencias instintivas no satisfechas. Estas operaciones —la mayoría de veces inconscientes pero que también pueden ser el resultado de una conciencia clara y una mente bajo control— desarrollan un clima moral de frustración cuando se renuevan o se prosiguen durante largos períodos. Hasta el punto de que estas pulsiones atajadas pueden ser tan perjudiciales para la salud mental como las que el superyó no censura. Debemos pues encontrar un *modus vivendi* entre las explosiones del instinto y un rigor excesivo por su intransigencia.

Hemos escrito una obra en la que el lector encontrará las claves necesarias para tomar conciencia de sus mecanismos de defensa y aprender las técnicas que convierten la relajación psicosómatica en uno de los métodos de curación alternativa más eficaces y seguros.

1. El comportamiento y la relajación

La búsqueda del equilibrio

La introspección realizada en estado prehipnótico permite analizar las actitudes mentales o tomas de posición frente a los problemas que plantean la existencia y la vida en sociedad, el comportamiento tolerado por las leyes en vigor y las normas de la moral tradicional. El individuo puede entonces medir el intervalo que separa su pensamiento profundo, sus gustos no formulados y sus instintos reprimidos de su actitud superficial, su manera de ser y reaccionar, que son el resultado de la educación, el conformismo sociocultural y religioso. Sin esta toma de conciencia, el ser humano se halla desgarrado entre tendencias contradictorias que dan lugar a un comportamiento ambivalente. Este desorden e incoherencia debe ser remediado por la higiene mental.

Para nosotros, esta higiene mental descansa sobre tres pilares: la filosofía, la relajación, la liberación de los instintos. Obviamente, entendemos aquí por filosofía la visión extensiva del mundo y los problemas de la vida puesta al servicio de nuestra disciplina. No está en contradicción con la liberación de los instintos, contribuye a ella. Así, en la acción de crear un vacío mental para alejar las amenazas que pueden pesar sobre nosotros y evitar que se traduzcan en miedo coincidimos con Cicerón, para quien filosofar no era sino prepararse para la muerte. No se trata aquí de una renuncia sino de una actitud. Sólo se teme aquello de lo que se es consciente, y la negación del miedo nos vuelve indiferentes.

Al margen de toda confesión o ideología, la actitud mental que caracteriza a la relajación es la siguiente: todo lo que constituye una amenaza carece de importancia, pues la muerte está al final del camino. El paso a mejor vida es la última voluntad terrestre. Esta concepción libera de la ansiedad, del temor, del miedo al devenir, que son la suerte de los individuos cuyas estructuras mentales carecen de solidez.

Poder no sólo dejar la mente en blanco a voluntad sino también sustituir un pensamiento deprimente por otro pensamiento eufórico y dinámico forma parte del dominio de la relajación. Cuando recibimos una mala noticia, e incluso una amenaza, las barremos al momento de modo que no tienen ninguna efectividad; el contraste es impresionante respecto a la ansiedad que atenaza a los sujetos incapaces de dominar sus pensamientos. Si se les amenaza con sanciones profesionales o administrativas, o padecen problemas fiscales, viven con un temor permanente. Si deben abandonar por la fuerza una residencia, se preocupan meses antes. Si un imprevisto retrasa la llegada de alguien de quien están enamorados, ya no viven. Estas inquietudes que no pueden ahuyentar de su mente envenenan su existencia y la de su entorno; les hacen irascibles y les quitan le sueño. La facultad de cortar de raíz los pensamientos inoportunos y deprimentes que resultan de las circunstancias adversas debe, cuando es ejercida, permitir al condenado a muerte dormir tranquilamente la víspera de su ejecución y pensar en otra cosa en el momento en que tiene lugar o crear un vacío integral. Qué puede hacer la justicia de los hombres o su vindicta ante este estado de ánimo que, en el plano de la creencia –donde también operaba una desconexión de la mente en provecho de la fe–, fue el de los mártires cristianos.

Esta alianza de la filosofía y la relajación no implica ni indiferencia ni abandono de las alegrías esenciales de la vida. La concentración adquirida mediante el ejercicio, como un músculo que desarrollamos, permite considerar un problema espinoso con lucidez, tomar una decisión rápida aunque reflexionada, y después liberar al momento la mente de las preocupaciones que la obsesionaban. Se concibe que sea una fuente valiosa de energía pues evita la dispersión de las fuerzas nerviosas; es el mecanismo del grifo: cuando está abierto y deja correr permanentemente un chorro de agua, vacía más un depósito que una presión fuerte pero intermitente.

La higiene mental consiste pues en una actitud defensiva y lúcida. Debe considerarse la mente como una oficina con los dossiers bien ordenados; cada idea es seleccionada según su contenido enriquecedor o maléfico; en este último caso es rechazada sin piedad. Excepto en el caso de un trabajo de síntesis que recurra a conocimientos múltiples e imaginación, la mente debe concentrarse en una sola idea a la vez y sumergirse en ella; la eficiencia tiene ese precio. Esta idea no debe obstaculizar el campo mental más de lo necesario para establecer períodos de recuperación entre las diversas operaciones de concentración. La liberación de los instintos resulta de esta liberación del pensamiento. Cada vez que una pulsión intelectual no es controlada, se produce un gasto de energía y un debilitamiento de la voluntad. Al contrario, cuando un impulso controlado es canalizado deliberadamente, se produce una retención de energía y un fortalecimiento del yo. Tomemos el ejemplo de un fumador. Por la fuerza de la costumbre acaba encendiendo los cigarrillos maquinalmente y fumando cada vez más; pronto se convierte en una esclavitud, ya no puede prescindir del tabaco, aunque a veces tire su cigarrillo sin apenas fumarlo; su gesto se ha convertido en un reflejo condicionado; la mera visión de alguien que saca un cigarrillo lo desencadena.

Sin embargo, para algunos, fumar es un placer. ¿Debemos pues evitarlo y padecer ansiedad? ¡Sin duda que no! Pero debemos limitarnos a unos pocos cigarrillos por día y, sobre todo, sacarlos del paquete conscientemente, con el sentimiento de no obedecer a una necesidad a la que no podríamos resistir; se produce en ese momento de decisión lúcida una contención de energía, un perfeccionamiento de los mecanismos volitivos.

Cuando abordemos el instinto sexual, veremos que ocurre lo mismo con todas las pulsiones cuya satisfacción deliberada produce un placer multiplicado por diez. Obviamente, esta conducta no debe constituir una regla rigurosa que eliminaría toda espontaneidad y prohibiría toda fantasía; ello supondría un obstáculo a la liberación normal de los instintos. Excepcionalmente, no es malo pisotear los tabúes para lanzarse de cabeza a una sana animalidad. El desahogo resultante sólo puede favorecer la cohesión de las estructuras mentales en provecho de un mejor dominio de uno mismo. El foso que separa las tendencias instintivas de los mandatos de la moral corriente puede ser colmado por medio de una vista a la vez más idealista y más realista del comportamiento humano. El equilibrio entre el uso consciente de los mecanismos de defensa y el exutorio de las satisfacciones instintivas permite estructurar sólidamente el yo y evitar conflictos debidos al enfrentamiento entre las exigencias del ello y las prohibiciones del superyó.

La actitud física

Especializado en un principio en educación física, pude observar que los atletas más musculosos son los más relajados en la vida corriente. Eso viene a significar que la merma de músculo que se produce en ausencia de un ejercicio suficiente da preponderancia al sistema nervioso. Las personas delgadas están sujetas al nerviosismo y son más propensas a la neurosis; los obesos presentan desórdenes nerviosos por el mismo fenómeno de adelgazamiento muscular, pues su volumen y a veces su apariencia de salud se deben a una sobrecarga de grasa. Es una pena que los médicos no hayan comprendido que haciendo ganar varios kilos de músculo a ciertos enfermos mentales los equilibrarían mejor que a golpes de insulina (que los engorda) y de electroshocks. Desde el momento en que un sujeto mentalmente tenso «gana» músculo, sus tensiones se atenúan. Por ello interesa equilibrar la pareja nervio-músculo y no dejar que uno de los elementos se imponga al otro. La musculación es pues una disciplina tan importante como la relajación.

Estas observaciones pueden ser extrapoladas al comportamiento. El individuo con músculos, hombre o mujer, permanece tranquilo y relajado en cualquier circunstancia, sus gestos son mesurados y precisos, su andar sereno y altivo, a medio camino entre la molicie y la precipitación. Eso contrasta singularmente con el apoltronamiento, el dejarse ir y la agitación estéril de los hippies cuyo deterioro físico es demasiado evidente.

A través de estas consideraciones podemos obtener una valiosa información sobre la relajación: una educación que consiste en controlar el comportamiento físico en el curso de la vida cotidiana puede aportar una contribución importante a las disciplinas de relajación. Se trata, en cierto modo, de dominar los impulsos y reducir la agitación para sustituirla por la acción racional que tiene como corolario el dominio del pensamiento. Por este medio, el control físico surge de la regulación de las funciones psíquicas.

Una disciplina semejante puede parecer dura al principio, pues se trata de dominar los impulsos ejerciendo la facultad de concentración, dicho de otro modo, de movilizar la atención. Pero los reflejos condicionados que se desarrollan pronto hacen inútil este control; la relajación, una vez integrada, forma parte de los mecanismos inconscientes.

La educación consiste en moderar el ritmo de la actividad psicofísica al tiempo que se vuelve más eficiente. Deben buscarse gestos más sobrios, más precisos y menos rápidos, reducirlos al mínimo necesario en una acción más eficaz para, finalmente, limitar lo más posible el gasto energético en la búsqueda de un rendimiento mayor.

Se trata pues, en el transcurso del aseo matinal, de prestar atención al menor gesto para realizarlo conscientemente, tranquilamente, sin bajar en ningún momento la guardia; para el ama de casa, hacer las camas con gestos sobrios, precisos, sin agitación ni distracción, pero con el mínimo de tiempo; para el hombre, efectuar un trabajo de bricolage midiendo cada uno de sus gestos sin distraerse un sólo instante.

Reducir la amplitud de las zancadas puede tener repercusiones psicológicas considerables. El nervioso camina con pasos rápidos; acostumbrarse a caminar con pasos lentos como el bilioso reduce la tensión nerviosa. En la misma línea, reducir el número y extensión de los gestos, el caudal de voz, la rapidez de las operaciones mentales, favorece la disminución de la tensión tónico-emocional. En circunstancias en las que los reflejos deben actuar con la máxima rapidez, sólo podrán mostrarse más eficaces; el atleta más tranquilo también es el más relajado.

El comportamiento que debe adoptarse fue puesto en evidencia en una obra que dediqué a la conducción automovilística. Extraemos este pasaje que concreta la actitud adecuada en relación a las tensiones debidas a nuestra actividad cotidiana:

«El embrague entre la velocidad y una actitud mental agresiva se realiza fácilmente. Es algo de lo que debe desconfiarse. Hay que abordar la carretera con serenidad. Demasiados conductores modifican su actitud mental habitual desde el momento en que toman el volante… el clima moral no es menos perturbado por la conducción en ciudad; numerosos factores de nerviosismo (semáforos en rojo, atascos, multas) se superponen a las preocupaciones de la vida cotidiana para instaurar un estado de nerviosismo perjudicial para la salud física y moral. Tras haber afirmado que 'tomar conciencia de las tensiones y de las contracciones a las que estamos sometidos es necesario si queremos que la relajación se convierta en un estado permanente', damos algunos consejos para relajarse al volante: basta con pensar de vez en cuando en los ejercicios de control. Quizás ha aprendido a relajarse, pero antes de que sus reflejos de relajación estén educados, deberá observarlos a través de los gestos de su vida cotidiana. La conducción automovilística, por la atención que requiere, es la práctica que le permite medir mejor sus progresos… ejercítese primero en la dominación absoluta de su mente. Por ejemplo, suponga que se encuentra en un atasco y tiene una cita importante.

No puede hacer nada. Pero puede tomar una decisión. Para empezar, dígase a sí mismo que nada tiene importancia, todos somos mortales; las cosas sólo tienen la importancia que le concedemos. Al automovilista vecino que se impacienta por razones diferentes a las suyas le importan un bledo sus preocupaciones, gravita en su reducido universo. Por otra parte, no puede cambiar en nada la situación; poniéndose nervioso no hará que el semáforo se ponga verde ni disipará la afluencia de coches. Tanto si se pone nervioso como si permanece sonriente y relajado, la situación seguirá siendo la misma; pero en el segundo caso, ahorrará sus energías y alcanzará una victoria sobre sí mismo… Entonces, la solución le parecerá clara. Quizás telefonear para avisar que llegará tarde, quizás fijar otra cita para no perder otra gestión. ¡Qué importa! Lo esencial es que haya conservado su flema.»

Este largo extracto da el tono de la actitud que debe adoptarse ante las dificultades cotidianas y, por otra parte, nos lleva a un aspecto muy importante del comportamiento: la planificación del tiempo. La mayoría de hombres de hoy en día están inquietos, desbordados porque quieren emprender demasiadas cosas a la vez y no hacerlas una por una. Ello les obliga a tener una agenda demasiado cargada que les exige una perpetua huida hacia adelante y les conduce ineludiblemente al exceso de trabajo.

La actitud compensatoria

La ley de los ritmos, aplicada a la conducta de vida, aporta una interesante contribución a las disciplinas de la relajación. No podemos estudiar aquí su aspecto esotérico, pero retendremos ciertas enseñanzas que completan el control del comportamiento.

A causa de esta fatalidad, debida a la impotencia endémica de la humanidad para prever las funestas consecuencias de sus actos, tenemos la convicción de que las agresiones que multiplica el progreso no dejarán de ganar amplitud. Pero siempre habrá una raza de hombres que sepan escapar a la uniformidad de la multitud, incapaz de pensar y actuar de otro modo que no sea en función de los eslóganes y de un conformismo gregario hábilmente alimentado por funcionarios tecnócratas.

Vivir en este estado de gracia que es la relajación es pues tomar conciencia de nuestra originalidad y unidad como individuos en relación a la masa anónima y aborregada, es refutar los valores ilusorios para buscar valores auténticos de la vida anterior y las sanas alegrías que procura la satisfacción de los impulsos instintivos. En una palabra, en medio de un mundo uniformizado, mecanizado domesticado, pensar y no estar condicionado, dirigirse y no estar dirigido, actuar según su propia determinación sabiendo liberarse de las presiones de la propaganda, de la información orientada, de la publicidad obsesiva. Para ello, debemos contradecir los comportamientos tradicionales y ciegos. Pues cuando el hombre tiene el sentimiento de ser un robot, su equilibrio interior se halla gravemente comprometido. Esta inquietud, frecuente en nuestra época, forma la génesis de numerosas neurosis.

Las trashumancias del verano dan la medida del condicionamiento de la humanidad. El mismo día, a la misma hora, como a golpe de corneta, millones de individuos toman la carretera o el raíl para huir del infierno de las ciudades y encontrar a cientos o miles de kilómetros las mismas multitudes, otras contaminaciones, los mismos ruidos y una comodidad a menudo menor de la que gozan habitualmente. Para estos placeres delirantes, se abalanzarán sobre las autopistas jugándose la existencia a cara o cruz con la inconsciencia más absoluta, se detendrán dócilmente todos a la vez, para comer a la misma hora entre el enloquecimiento del servicio, o agruparse en los claros, cuando no al borde de la carretera. Hemos visto a automovilistas detenidos al borde de la carretera, pegados a sus coches, del lado de la carretera, para comer bocadillos de pie. Algunos itinerarios alternativos contaban con 25 coches por hora mientras se formaban tapones de 15 kilómetros en la vía de mayor circulación. Una vez que volvíamos del Midi, a finales de agosto, un día de gran retorno, llegamos sin dificultad hasta París pasando por los montes del Beaujolais. Pero la mayoría de los automovilistas no sabe leer un mapa.

Si hemos dado este ejemplo, es porque nos parece típico y revelador del conformismo que todavía subsiste, a pesar de apariencias engañosas. Muchas de la personas que van a comer al restaurante el domingo (incluso las que podrían acudir entre semana) no salen antes de las 16 horas y encuentran embotellamientos a las puertas de París, en vez de comer y volver, después, tranquilamente, a la capital.

Podríamos multiplicar los ejemplos pero sólo queremos mostrar que el comportamiento conformista es incompatible con la lucha contra las agresiones del ruido, de la contaminación y la agitación del entorno.

La ley del ritmo

El principio de compensación permite sin embargo ceder a ciertas solicitudes, no singularizarse con un comportamiento draconiano. Es la aplicación de la ley del ritmo. He aquí algunos ejemplos: sesión de cine, al día siguiente ejercicio al aire libre, correr, andar; si acaso, 15 minutos de respiración completa (ver ejercicios). Banquete gastronómico: la víspera, cena ligera y al día siguiente frutas y verduras. Velada y noche agitada: al día siguiente, oxigenación, sauna, relajación. ¿Vacaciones en Saint-Tropez en el mes de agosto? ¡Por qué no! A condición de acortarlas e ir después a Dordoña o los Dolomitas. Los descansos episódicos son preferibles a las largas vacaciones, diez días tres veces al año y algunos fines de semana largos. El fin de semana no debe ser una fuente de cansancio, el avión o las carreteras secundarias, el desfase respecto a las horas punta, permiten disfrutar de todas las ventajas sin conocer los inconvenientes. La organización del ocio con una óptica personal defensiva es tan importante como la organización del trabajo; pocos saben hacerlo.

El deporte es un medio ideal para luchar contra las agresiones; pero también en este caso hay que guardarse contra el conformismo. El fin de semana en la nieve con ida y vuelta en trenes abarrotados, el esfuerzo episódico distan mucho de ser beneficiosos para la salud; el esquí practicado sin discernimiento y acompañado de noches animadas sólo deja secuelas de cansancio; siempre hemos visto a esos esquiadores ocasionales resfriarse o padecer una depresión tan pronto regresan de vacaciones; para practicar un deporte con intensidad hay que prepararse con tiempo.

Cada cual debe adaptar el deporte a su edad y constitución; también debe tener en cuenta la herencia y los factores fisiológicos. Como el cincuentón aficionado a correr que, a causa de una artrosis, debe pasar a la natación o como mucho a los cortos paseos en bici. Los esfuerzos físicos deberán ser relevados por el trabajo intelectual o las distracciones culturales, pero nunca nos consagraremos totalmente a una forma de actividad. Es difícil conjugar el esfuerzo físico y cerebral, pero hay que esforzarse, sin olvidar la recuperación, para la cual la relajación psicosomática está especialmente indicada.

Queda por aplicar la relajación en todas las circunstancias usuales. Deberá mantenerse una cierta vigilancia mientras el estado de relajación no se haya convertido en «una segunda naturaleza» En los inicios de esta educación, deberá preguntarse a menudo ¿estoy relajado? Cuando se acostumbre a la percepción coenestésica sentirá al instante si está tenso. Entonces deberá preguntarse por qué. Cuando se analice, percibirá que su estado de tensión corresponde a una preocupación del espíritu, que es la manifestación de una actitud defensiva o de una intención de agredir. Entonces restablecerá la tranquilidad interior mediante la sobrerrespiración asociada a una relajación neuromuscular inmediata. Inmediatamente se sentirá liberado de su ansiedad.

Existe una preciosa facultad propia del ser humano que permite liberarse de las tensiones, rechazar las preocupaciones, es la risa. Nunca pierda ocasión de reír, e incluso déjese ir sin miedo a una carcajada. Motive la ocasión de alegres reuniones entre amigos y no deje de ir a ver a sus mejores cómicos; no dude en escuchar un disco de Fernand Raynaud o de Raymond Devos si es asaltado por la inquietud. Tenga una colección de máximas reconfortantes que utilizará en el momento oportuno. Por ejemplo ese axioma chino, tras una mala noticia: «Cuando el cielo está más negro, de repente el sol se pone a brillar».

En el trabajo, en coche, durante sus desplazamientos, en el transcurso de una conversación animada, etc., adopte la costumbre, mientras se observa, de detectar sus tensiones; se percatará de que ciertos grupos de músculos permanecen contraídos y que otros están en reposo; al relajarlos disipará el cansancio resultante. Pronto vivirá naturalmente relajado y ya sólo deberá cultivar sus reflejos condicionados mediante la repetición periódica de los ejercicios del método. Lo que descubrirá es una nueva forma de vivir.

2. Los métodos de relajación

Los estadios del cuerpo humano

Durante el curso de su existencia cotidiana el ser humano pasa por diferentes fases: la vida activa, en la que el cuerpo y la mente están en movimiento; el reposo, en el que las facultades y los músculos están como en espera y, finalmente, el sueño, en el que las grandes funciones se aminoran mientras que la conciencia se borra. Estos estados son necesarios para mantener la vida, tanto por el movimiento que asegura la perennidad del cuerpo y del espíritu, como por el reposo y el sueño que renuevan las energías gastadas en el estado de vigilia. Estos estados son los que crean una confusión en el espíritu de las personas no iniciadas cuando se habla de relajación; hasta tal punto que muchas personas ya no dicen: «voy a descansar» sino «voy a relajarme». A hora bien, existe la misma diferencia entre el simple descanso y la relajación que la que puede haber entre el estado de vigilia y el sueño.

Eso es lo que explica el doctor J. Stuchlik de Praga: «La relajación es un estado de laxitud voluntaria dirigido intencionadamente y con el objetivo preciso de disminuir la tensión. Por consiguiente, no es relajación la pereza, por ejemplo, cuando conduce igualmente a relajar la tensión del pensamiento o de la actividad, pues no es un estado creado activamente que reduzca la tensión presente. Tampoco es relajación la frustración. Es cierto que en este caso se da una disminución de la tensión, pero una disminución causada por agotamiento, es decir por extenuación. Ningún descanso, sea cual fuere, es en el estricto sentido del término, una relajación si carece precisamente del elemento de intención activa». Y es que en el reposo, como en el sueño, los músculos no están necesariamente relajados: subsisten tensiones neuromusculares, intraorgánicas que nos permiten recuperar rápidamente las energías y, sobre todo, los mecanismos cerebrales continúan funcionando, a menudo intensamente, sin que la voluntad pueda oponerse.

La preocupación, la ensoñación, el sueño, son manifestaciones de esta tensión que subsiste. Sin embargo, desde siempre, el ser humano ha buscado relajar los resortes del cuerpo y el espíritu mediante la observancia de ciertas disciplinas. Las prácticas ascéticas de los iniciados en las civilizaciones antiguas, bajo Confucio, en Egipto, la India, el Tíbet y, más cerca de nosotros, la meditación en las órdenes religiosas, no tenían otro objetivo que poder dominar el espíritu y el cuerpo, ya sea para calmarlo o para aguzar sus facultades.

Hasta principios de siglo no aparece la noción de relajación, palabra que proviene del término inglés relax; en definitiva, por muy insólito sea, lo que más ha contribuido a la toma de conciencia colectiva de esta disciplina, aunque sea desvalorizándola, es la difusión entre el gran público de sillones de relajación; en realidad, veremos que sólo se trata de sillones de descanso, la mayoría bastante alejados de los imperativos anatómicos de una auténtica relajación.

Antes de exponer los principios del método de relajación psicosomática y resumir las diversas técnicas de relajación que afrontaremos, intentemos dar una definición lo más precisa posible del estado de relajación: la relajación es un estado particular vecino de la inconsciencia durante el cual la actividad de las grandes funciones disminuye y los músculos se distienden. Mientras tanto, la actividad cerebral es extremadamente reducida, sin por ello escapar al control voluntario. En este estado, al reducirse al mínimo el campo de la conciencia, el cuerpo inerte parece volverse ajeno a sí mismo, la mente vacía de pensamiento se halla sumergida en una torpor lenitivo.

Como vemos, este estado no tiene nada en común con la vigilia o el sueño. Menos todavía puede ser asimilada con el simple descanso, durante el cual la conciencia no interviene para relajar los músculos o detener el flujo del pensamiento.

La relajación es pues un estado cuya obtención requiere disciplinas particulares.

Antes de abordar estas disciplinas específicas de la relajación, debemos remontarnos a las fuentes; una de las más antiguas, todavía hermética para la mente de la mayoría de Occidentales, es el yoga. La palabra significa «poner el cuerpo bajo el yugo de la mente, poner la mente bajo el mismo yugo que su primer principio».

El yoga y la relajación

El yoga, al contrario de lo que piensan los profanos, no es ni una filosofía, ni una religión; se aleja de las disciplinas colectivas, de las estructuras sociales, de los imperativos morales para constituir una ascesis fisiomental individual de aprendizaje largo y difícil.

El yogui, aunque a veces se mezcle con la multitud, se distingue de ella por un espíritu de secta diferente del espíritu de casta. Su objetivo es, mediante una ascesis permanente, reducir el Karma, es decir, lo que representa la materialidad de las cosas, para alcanzar una liberación y un desapego absoluto que encuentra en el Nirvana. La liquidación del Karma mediante un entrenamiento constante conduce a un estado que, por su pureza, dispensa al alma de renacer, pues en la India la muerte no es más que una transición de un estado a otro.

Sea cual sea la realidad de la espiritualidad hinduista, el yogui es, para nosotros los occidentales, un ser de excepción. Mediante un entrenamiento riguroso, logra escapar de las ligaduras del cuerpo. Masson-Oursel dice lo siguiente sobre los poderes que los yoguis desarrollan para dominar las grandes funciones orgánicas: «Una alumna del cardiólogo Ch. Laubry, la doctora Thérgse Brosse, publicó en 1936 observaciones obtenidas en un yogui mediante el registro simultáneo del pulso, la respiración y el electrocardiograma. Este asceta reducía tanto los latidos de su corazón que parecía suspenderlos; los restablecía con virtuosismo. Otros han establecido ante el cuerpo médico de París que las dos vías de evacuación de las que dispone el cuerpo humano pueden ser utilizadas como vías de absorción.»

Veremos que con la relajación psicosomática, en la sugestión, también es posible influir en el funcionamiento de los órganos. En esta vía el yogui logra obtener ese dominio del cuerpo que nos parece asombroso. Así es como un yogui puede permanecer tanto tiempo como quiera en equilibrio con la cabeza hacia abajo apoyándose en las manos, privarse de alimento durante días, insensibilizarse para no sentir ningún dolor, etc. Todo ello no es más que el resultado de un entrenamiento progresivo que requiere varios años.

He aquí algunos rudimentos de esta disciplina destinados a situar al yoga en el concierto de otras disciplinas del cuerpo y el espíritu. El practicante del yoga aprende a relajar las diversas regiones de su cuerpo. Con su práctica, el yogui aprende a controlar su respiración (pranayama) para almacenar la energía vital (prana) en sus plexus (centros nerviosos). Mediante el proceso de la respiración dirigido y controlado, logra cierto control del cuerpo y la mente del que volveremos a hablar: basta aquí con saber que en el yoga la respiración se efectúa lentamente, sólo por la nariz, a veces cerrando uno u otro orificio nasal con los dedos. El aire es introducido suavemente; a continuación es retenido y expulsado lentamente. Estos ejercicios van acompañados de una concentración intensa favorecida por ciertas posturas.

Las posturas son posiciones adoptadas lentamente y perfeccionadas mediante el entrenamiento. Con un total de 85, dan lugar a múltiples combinaciones (85 x 100.000). Se trata del hatha-yoga, que es la disciplina física del yoga (estadio que no superan los occidentales que piensan de buena fe estar practicando el yoga). La postura adoptada es largamente mantenida. Cada una de ellas tiene un efecto fisiológico y mental particular. Así es como la postura del árbol, muy conocida, otorga equilibrio y favorece la meditación. Consiste en ponerse en equilibrio sobre un pie y subir lentamente la planta del otro pie a lo largo de la cara interna del muslo, con la pierna lo más abierta posible, hasta que el talón toque la región de la ingle. Tras ayudarse con las manos para lograrlo, uno se yergue y las junta ante el pecho, con los dedos apuntando hacia arriba (la luz).

Un conocimiento al menos somero de los objetivos del yoga da una visión de conjunto, que no por ser difícilmente compatible con la vida occidental deja de ser un documento interesante. Estas disciplinas se resumen en ocho puntos:

- La abstinencia (yama). Es el refrenamiento y el control de los deseos.
- La disciplina (niyama). Canaliza la mente hacia la unidad de todas las cosas.
- Las posturas (asanas). Son disposiciones particulares del cuerpo; también sirven de base para la meditación.
- La respiración (pranayama). Es una de las más importantes disciplinas del yoga; da acceso al dominio orgánico.
- El retiro (pratyanara). Los sentidos no deben ser más molestados: el hombre se retira de las sensaciones exteriores e ilusorias.
- La concentración (drarana). El pensamiento logra fijarse en un punto, sin el menor esfuerzo. El objetivo de la concentración puede ser un objeto cualquiera, una parte del cuerpo o el absoluto.
- La contemplación (dyana). Sigue la concentración, asimila el objeto sobre el que uno se concentra, penetrando así en su esencia profunda.
- La identificación (samadi). Es la fusión total con el objeto contemplado, es la identificación del alma individual con el absoluto. Es un estadio mental muy elevado.

Los autores ya citados describen así los objetivos del yogui: «El yogui oriental considera el yoga como una disciplina solitaria. Recorre su propio camino, como si estuviese solo en el mundo, totalmente desprendido de todos los bienes materiales. Para él, el yoga es un conjunto de técnicas cada una con un aspecto y finalidad diferentes, existe por otra parte un yoga para cada tipo de actividad o existencia. El yogui busca replegar su alma sobre sí misma (de allí la definición erudita: yoga = técnica del éxstasis del alma, para alcanzar su perfección individual y alcanzar su salvación, pues alcanzando la serenidad total en el transcurso de su vida presente escapará al proceso infernal de las reencarnaciones sucesivas.» Pronto veremos como el espíritu del yoga, magistralmente descrito más arriba, puede a veces desarrollar en el occidental estados conflictivos bajo la influencia de la inadaptación.

El entrenamiento autógeno

Según el doctor Schultz, el término de «entrenamiento autógeno» (del griego autos: «por sí mismo» y genan: «engendrar» designa un ejercicio practicado por el sujeto mismo. Mediante este entrenamiento, que debe ser frecuente y prolongado en el tiempo, el sujeto debe poder introducirse en un estado vecino a la hipnosis en el que hallamos el estado de gravidez que lo caracteriza (resolución muscular del estado letárgico de la hipnosis en ausencia de excitación).

El autor expone así los principios de base que han presidido la elaboración del «entrenamiento autógeno»: «Si, por ejemplo, queremos obtener la distensión de los músculos de un brazo, basta con concentrarse interiormente en el estado de relajación buscado. La desconcentración muscular se manifiesta en una sensación de pesadez. En el entrenamiento autógeno, nos concentramos pues interiormente en la idea el brazo es pesado. Ocurre lo mismo que con la experiencia del péndulo, una sensación subjetiva de pesadez y una desconcen tración muscular objetivamente constatable».

A partir de la pesadez obtenida en un solo brazo, J.H. Schultz recomienda extrapolar esa sensación a las tres otras extremidades y después permitir que se generalice.

A continuación se aborda una segunda etapa cuyo objetivo es lograr una regulación vascular periférica, siempre por la vía de la concentración y la voluntad.

Dejemos hablar al autor: «El reparto de la sangre en los vasos se realiza mediante el juego de la vasodilatación y la vasoconstricción; esta regulación es asegurada por el sistema nervioso que reacciona ante las necesidades de la actividad funcional o ante los diversos estímulos excitadores o inhibidores (especialmente los estímulos emocionales). El sistema vascular (también llamado corazón periférico) se presenta pues como un aparato de presión y caudal variables. Cada reacción local funciona en conexión con el conjunto.

Una vez se ha entrenado debidamente el ejercicio de la pesadez, se añade el ejercicio del calor. La representación mental se concentrará en una tercera fórmula que se añade a las dos últimas:

1. Estoy totalmente tranquilo.
2. Mis brazos (y mis piernas) son pesados.
3. Mi brazo derecho (izquierdo para los zurdos) está totalmente caliente.

A medida que progresemos, abreviaremos estas fórmulas como sigue:

4. Tranquilidad.
5. Pesadez.
6. Calor.

Normalmente, sentimos rápidamente una ola de calor interior, la mayoría de veces en la región del codo y el antebrazo. La relajación muscular, origen de la sensación de pesadez, ha podido ser registrada objetivamente con métodos eléctricos y de otro tipo. Registros de la temperatura cutánea han permitido verificar incluso que la sensación subjetiva de calor provocada por el ejercicio correspondía a una modificación orgánica objetiva. También se han podido observar aumentos de la temperatura cutánea de más de 1ºC».

Un tercer ejercicio consiste en tomar conciencia del corazón y las pulsaciones:

«Mi corazón late tranquila e intensamente».

El cuarto ejercicio implica la búsqueda de la tranquilidad respiratoria: numerosos sujetos tienen la tentación de imponer a su respiración un ritmo voluntario, como por ejemplo las inspiraciones y espiraciones que se practican en educación física. En el entrenamiento autógeno sería un burdo error: la respiración debe al contrario integrarse armoniosamente en el ambiente de calma creado por los ejercicios precedentes. Para alejar toda injerencia de la voluntad, se puede adoptar una fórmula de concentración pasiva:

«Todo mi ser respira» o «respira».

Un quinto ejercicio busca la sensación de calor a nivel del plexo solar (región epigástrica).

Finalmente, un último ejercicio tiende a la descongestión de la cabeza, dando una sensación de frescura de la región frontal:

«Mi frente está bien y la siento fresca» (Schultz).

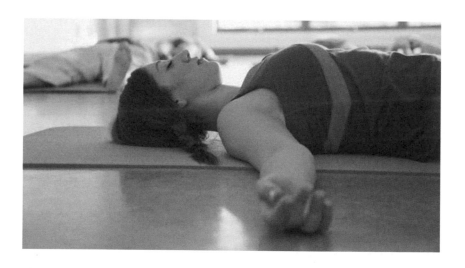

El doctor V. Charry, en el transcurso de un estudio sobre el método de autodesconcentración concentrativa de Schultz, nos aporta con una fórmula lapidaria la definición de los principios sobre los que descansa el entrenamiento autógeno: «El entrenamiento autógeno es pues antes de nada una autohipnosis provocada por modificaciones voluntarias del estado tónico asociadas a una concentración de la conciencia y del trabajo imaginativo en ciertas coenestesias particularmente escogidas».

Los precursores

Desde la noche de los tiempos, los iniciados han dominado las disciplinas de relajación pero designándolas con otro término. A partir del estado que obtenían, llegaban mucho más allá de los efectos de los métodos contemporáneos de relajación médica. Como ocurre con la hipnosis, alcanzaban el desdoblamiento. Antes de Schultz, Hector Durville abordó estas disciplinas tituladas «aislamiento» que como veremos permitían dar pesadez al cuerpo con medios similares a los de hoy en día.

El aislamiento puede ser practicado en cualquier lugar; tanto en casa como fuera, de día como de noche, sentado o acostado. Pero para el principiante, vale más retirarse a una habitación semioscura, lejos del ruido para no exponerse a ser molestado. Hay que situarse cómodamente, sentado en un sillón o, mejor aún, tumbado sobre un diván o una cama, con los párpados bajados sin esfuerzo sobre los globos oculares y los puños medio cerrados. Entonces, relajar completamente los nervios, soltar los músculos de la forma más absoluta; y, con la mayor calma, realizar un esfuerzo mental, primero para atraer hacia uno mismo las fuerzas del exterior; después para detener la emisión de pensamientos

»La boca debe permanecer cerrada sin apretar los labios, la respiración debe ser lenta y sólo por la nariz. El campo de la conciencia debe estar totalmente cerrado y, desde que aparece, hay que rechazar todo pensamiento sea cual sea; en una palabra, no pensar en nada.

»Eso es extremadamente difícil, sobre todo al principio, pero cuando se han vencido todas las dificultades, el aislamiento es el ejercicio más agradable que pueda realizarse. Es pues indispensable para quienes desean adquirir grandes poderes y disfrutar de la alegría y la satisfacción que procura el resultado del trabajo bien hecho, someterse lo más regularmente posible a ejercicios rigurosos, dos o tres veces por día, entre cuatro y cinco minutos al principio, y después durante un período más largo, a medida que el cansancio desaparece, hasta que se ha alcanzado un entrenamiento suficiente. Si sigue desarrollando esta facultad, uno logra aislarse lo bastante del mundo exterior como para poder entregarse a ese ejercicio en medio del ruido con gente que va y viene alrededor de uno… los miembros se vuelven pesados; parece que le costará levantarlos, y se queda allí, con la mayor satisfacción…»

Como vemos, para este precursor se trata de una disciplina autoconcentrativa que exige la intervención de la voluntad o, al menos, de una gran atención. Lo mismo ocurre con el entrenamiento autógeno, y parece que existe en este método una contradicción entre lo que debe ser «un estado de recogimiento interior absoluto y perseverante (concentración)… que sólo utilice la voluntad activa y un abandono pasivo a ciertas "representaciones interiores" especialmente estudiadas».

En el prefacio de *Entrenamiento autógeno*, el médico alemán concluye: «El objetivo de nuestro método es en efecto conducir a ciertos estados mediante una auténtica concentración.» Se trata de un callejón sin salida, pues son precisamente los sujetos para quienes mejor se justifica la iniciación a las técnicas de relajación los que son incapaces de fijar su atención (aunque sea oscilante) y, por consiguiente, de concentrarse.

Para nosotros, como pronto veremos, la concentración (que sólo puede ser eficaz cuando la atención es sostenida o asistida) no debe intervenir más que cuando los reflejos condicionados de relajación han sido desarrollados con una aproximación pasiva de la relajación.

Otros métodos

Pasaremos revista a los demás métodos que recurren a los medios de autoconcentración antes expuestos. El método Jacobson descansa sobre la toma de conciencia de una contracción muscular provocada sistemáticamente para buscar —por contraste— el tono normal; para Jacobson, a la relajación neuromuscular le corresponde la tranquilidad física.

Otras etapas extrapolan la relajación obtenida al comportamiento y los estados afectivos para resolver las paratonías inconscientes y la ansiedad. Se trata de hecho de una toma de conciencia del «sentido muscular» que obtenemos de una manera mucho más gratificante en la cultura física localizada, más fácilmente también, puesto que gracias a las resistencias y ciertos ejercicios el sujeto conoce cada uno de sus músculos y su antagonista. Para nosotros los culturistas, conocer un músculo es saber contraerlo, es también saber relajarlo y por añadidura poder darle su plenitud tanto en volumen como en calidad; además, como la contracción previa no tiene lugar «en vacío», el influjo nervioso, aminorado o fluctuante en los deprimidos, no es solicitado con demasiada intensidad. Sin duda este es el escollo con el que se encuentran los alumnos del especialista americano: el método exige numerosas sesiones para ser dominado; sesiones de una hora durante un período de seis meses a un año, entrenamiento cotidiano en casa de una a dos horas.

El método de Gerda Alexander, una reeducadora danesa, también busca la relajación muscular, un equilibrio entre los estados de contracción y distensión. Pero esta búsqueda se efectúa sobre todo con el movimiento, con exclusión de un ideal morfológico. Así se aprende a relajar los músculos del muslo estando acostado y con una pierna flexionada, con el pie apoyado en el suelo. Entonces se extiende la pierna, intentando reducir al mínimo la contracción muscular; se trata del ejercicio tipo. Este método puede ser válido en el marco de la educación física, pero no constituye una prospección profunda de los poderes psíquicos que debe desarrollar la relajación.

El entrenamiento compensado de Aigenger tiene en cuenta una desconexión que intervendría con la mediación de los centros subcorticales en favor de la educación y el control respiratorio. Los esfuerzos van dirigidos ante todo, a la manera de los yoguis, a la disminución del ritmo respiratorio y a su contención; después, a la búsqueda de las sensaciones corporales vividas en el momento del adormecimiento. El método requiere atención y, por este imperativo, se asimila a los precedentes: es sobre todo autocentrativo.

Jarreau, Klotz y Stockvis retomaron los procedimientos del entrenamiento autógeno con variantes en su aplicación. Sólo Kretschmer se alejó de los métodos autoncentrativos, rehabilitando la hipnosis en tanto que factor de relajación y desconexión, fijando la atención del sujeto en un punto para inducirle sueño.

A partir de una hipnosis progresiva se han emprendido la reeducación tonicoemocional, el análisis de los conflictos y finalmente el del carácter para encontrar un modus vivendi capaz de resolver las causas de conflicto.

El método de J. Ajuriaguerra, profesor de la Universidad de Ginebra, se asimila también a los procedimientos del entrenamiento autógeno; busca la cooperación del sujeto para el control tónico. Tal como lo resume el doctor J. G. Lemaire, pone el acento en la relación entre el médico y el enfermo: «Exige por parte del médico una comprensión profunda del significado transferencia de los síntomas de las actitudes y reacciones tónicas». Este método se parece en muchos aspectos al psicoanálisis, del que sabemos que exige la presencia permanente del terapeuta durante muchas sesiones para obtener un resultado.

No se pude negar el valor de los métodos de autoconcentración atestiguado por observaciones médicas concordantes. El doctor Schultz tiene el mérito de haber atraído la atención de la clase médica universal sobre prácticas que existían desde siempre, pero que, además, por una ascesis más exhaustiva, permitían al hombre superarse accediendo a altos poderes.

Los métodos que acabamos de describir, siguiendo a Schultz, se han limitado a la aplicación médica. Por ello mismo, han rechazado las enseñanzas del pasado, conservando sólo su sustancia material se han privado del acceso al mundo espiritual; es amputar de una de sus mejores perspectivas a una disciplina a la cual los iniciados se han sometido desde la noche de los tiempos y que los médicos contemporáneos sólo han descubierto recientemente. Veremos como la aplicación médica choca con numerosos obstáculos. Los resultados, a menudo excelentes, para el tratamiento de ciertas afecciones, tardan en obtenerse. Por último, y este es el mayor inconveniente, la presencia incondicional del terapeuta, médico o asistente, hace difícil, sino imposible, la creación de centros especializados.

La sofrología

La sofrología fue fundada en 1960 por el doctor Caycedo, de origen español, y se desarrolló más tarde en Francia bajo la iniciativa del doctor Jean-Paul Guyonnaud, quien la describe en su obra publicada en 1968: *Endormir par l'Hypnose.*

En realidad, la sofrología es una amalgama de diversos métodos y disciplinas:

«La sofrología médica no sólo agrupa los fenómenos llamados "hipnóticos", sino también las técnicas de relajación, la hipnosis activa fraccionada de Kretchmer, el entrenamiento autógeno de Schultz, las técnicas de Jacobson, Chertok, etc., y todos los estados vecinos como los estados yóguicos, los trances de los médiums, los éxtasis naturales, etc.». Esta cita que tomamos prestada del preámbulo de una obra específica muestra que no puede tratarse de un método original y estructurado; ello explica la dificultad que tienen los médicos, primero para definir lo que es la sofrología, después para precisar las modalidades de aplicación. S. Montserrat-Esteve revela cómo los médicos, tras haber criticado la hipnosis, se apropian de ella cambiándole el nombre, del mismo modo que la educación física se apoderó de la cultura física denominándola «musculación». Actualmente, nos dice, la palabra «hipnotismo» suena mal a numerosos oídos y, por ello, A. Caycedo, para eliminar su resonancia mágica, propuso el de sofrología, término que ha sido ampliamente aceptado».

Al examinar al hombre en su totalidad, abordar disciplinas dispares e incluso esotéricas, la sofrología no puede ser considerada un método coherente de relajación; del mismo modo no aporta nada a la hipnosis de los precursores que utilizaba todos los medios de influencia, como los de Liébault y Bernheim que la sofrología reivindica (sugestión). Sin embargo, amplía el horizonte del médico, hasta aquí limitado por el concepto materialista y cientifista de nuestra sociedad occidental. Ya el doctor J. P. Guyonnaud innova incluyendo ciertos datos trascendentales del kárate en la perspectiva sofrológica. Así, el médico será más apto para orientar su enfermo hacia disciplinas que le serán más aprovechables sin encerrarse en una deontología limitada.

En resumen, los diversos métodos de relajación o similares topan con el mismo escollo: el de la imposibilidad para el médico -o cualquier otro terapeuta- de pasar de la exposición teórica a la aplicación práctica. La relajación psicosomática ha resuelto este problema por medio de grabaciones de fórmulas de sugestión adaptadas a los resultados buscados, con un fondo musical de efectos condicionantes o terapéuticos en la aplicación médica.

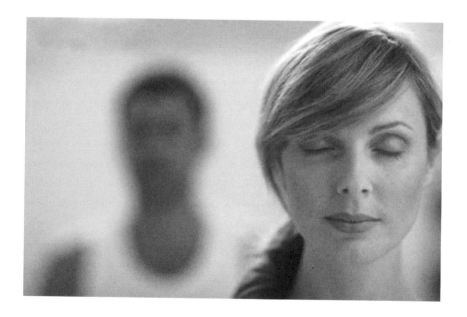

PARTE PRÁCTICA

Recomendación A

Usted no siempre puede escapar a las agresiones que hemos denunciado pero puede limitar sus efectos. Hay tanto oxígeno en el aire de las grandes ciudades como en el del campo, pero mucho más óxido carbono. Adopte por ello la costumbre de respirar a fondo y, sobre todo, espirar del todo para expulsar ese gas carbónico que impide que el oxígeno se fije en su sangre. No se contente con recorrer las carreteras en coche; vaya al bosque y corra según sus posibilidades.

Evite el ruido y realice de vez en cuando una cura de silencio. Todos los alimentos están contaminados; los de las tiendas dietéticas son más sanos. Además, coma menos y coma productos garantizados naturales, «reducirá los estropicios». La higiene integral, el aire libre, el sol, sudar, lavarse, friccionarse, luchar contra los efectos de la contaminación, desintoxicándose».

Recomendación B

Alcance el equilibrio psicosomático tomando conciencia de sus mecanismos de defensa. Utilícelos debidamente para evitar tensiones y frustraciones. Aprenda a liberar sus instintos en el placer y la alegría, pero permanezca siempre dueño de su ello; acepte sólo la censura de su superyó en la medida en que su conciencia esté de acuerdo, pero no si su fuente es una moral trasnochada e inhumana. Así encontrará el equilibrio de su yo.

Recomendación C

Permanezca relajado en cualquier circunstancia y edifique para su uso personal una filosofía de la vida que descanse en la relajación. Aprenda a vaciar su mente librándola de preocupaciones. Evite las ambiciones desmesuradas, así como un trabajo excesivo que le privaría de las alegrías simples de la existencia. Organice su agenda evitando el nerviosismo producido por la acumulación de tareas y las actividades improvisadas, a menudo disparatadas e inútiles.

3. La relajación psicosomática

El método de relajación psicosomática se diferencia de los métodos de autoconcentración en que plantea como postulado que los sujetos que más necesitan iniciarse en la relajación son precisamente lo que tienen más dificultades para fijar su atención, o son incapaces; como al principio no exige ningún esfuerzo de voluntad por su parte para asimilar esta disciplina, se vuelve accesible sin acarrear un cansancio cerebral incompatible con los estados para los que está indicada.

Como «autoconcentrativo», el método de Schultz requiere concentración. Ahora bien, veremos que no hay concentración sin atención, ni atención mantenida sin esfuerzo volitivo y, por consecuencia, sin cansancio. Como dice Hector Duwille: «La concentración es el resultado de la atención, la perseverancia y el dominio de uno mismo... Concentrarse, es devolver a su centro las fuerzas dispersadas, reunir su energía, apelar a toda su inteligencia y a toda su voluntad...» Otro médico, el doctor Géraud Bonnet, citado por Charles Baudoin, subraya la necesidad de hacer intervenir a la atención en los ejercicios de concentración:

«Procúrese un embudo de cristal claro, de forma cónica, de capacidad entre medio litro y un litro...
Sitúe este embudo por encima de una botella vacía tras haber guarnecido la parte estrecha del fondo con una buena capa de algodón hidrófilo que, al filtrar el líquido, intensamente coloreado, sólo lo dejará pasar muy lentamente, en un pequeño chorro o incluso gota a gota...

»Disponga el conjunto sobre una mesa y sitúese delante, bien sentado y apoyado, en una posición que no le canse y que pueda conservar durante mucho tiempo.

»Observe el nivel del líquido en el embudo, no se distraiga por nada y concentre toda su atención en la línea de ese nivel.»

Nosotros mismos hemos establecido un entrenamiento completo para la práctica de la hipnosis; el desarrollo de la facultad de concentración (fundamental en hipnosis) está minuciosamente expuesto aquí, pero ponemos en guardia al principiante contra los peligros de una educación que no fuese progresiva; sólo le conduciremos prudentemente a controlar esta técnica, y aun, le aconsejamos que se inicie antes en la relajación.

Todo esfuerzo de atención, por mínimo que sea, requiere un gasto de energía cuya repetición puede ser perjudicial. Es una evidencia en la que no vale la pena insistir: la dificultad que tienen las personas cansadas para fijar su atención. Si se las entretiene durante un poco de tiempo con un problema serio, su mente pronto se dispersa, ya no están allí. Si leen una obra técnica, filosófica o incluso una novela, sus ideas derivan hacia otros temas.

Annie Besant, en su valiosa obra *El sendero del discipulado*, lo describió acertadamente. Recomendaba el ejercicio siguiente:

«A modo de ejercicio para la educación de su mente, tome la costumbre de leer cada día algunas páginas de un libro que trate los aspectos importantes de la vida, de lo eterno más que de lo transitorio, y concentre su mente en lo que lee. No le permita errar y disiparse en pura pérdida; si se aleja, recuérdele, impóngale, de nuevo, la misma idea y, de este modo, la fortalecerá y empezará a dominarla».

Planteemos el problema en datos objetivos. ¿A quién se dirige la relajación? En primer lugar a personas que la necesitan, es una perogrullada: por tanto, a sujetos afectados por problemas somáticos y psíquicos menores o a enfermos, ya sea su afección orgánica o psíquica, con resonancias psicosomáticas más o menos aparentes, es decir, a personas disminuidas, en las que debe evitarse todo esfuerzo volitivo que agravaría los estados de tensión.

Para lograr la pesadez de un brazo y, a fortiori, la sensación de calor en una parte del cuerpo (método Schultz), es necesario que la atención se concentre en ese punto determinado; razonando de modo absurdo, digamos que si el sujeto piensa en un rebaño de vacas, no obtendrá ningún efecto, aunque una sensación de calma pudiese aparecer después de esta «representación interior bucólica». Pero todavía faltaría que fuese mantenida en el campo del pensamiento lo suficiente como para cobrar vida, o que interviniese un factor emocional. Dicho factor es casi inexistente en lo que concierne al ejemplo antes citado, sabemos que la atención es solicitada con más intensidad para mantener una imagen mental cuanto más rudimentaria y vacía de contenido afectivo es ésta; ése es el caso cuando se trata de «autocentrar» el pensamiento en la pesadez de un miembro. Por esta razón la dificultad de los ejercicios de concentración es inversamente proporcional a su complicación; es más arduo mantener largo tiempo el pensamiento en la imagen de un lápiz que en la de un ser querido.

En resumen, hablar de concentración es solicitar la atención que sólo puede obtenerse en los sujetos disminuidos a costa de esfuerzos volitivos renovados que merman un potencial nervioso ya insuficiente.

En segundo lugar, la relajación se dirige al conjunto de personas cansadas por la vida activa pero que no padecen todavía ningún problema de salud, y a todas las que consideran la relajación como la mejor profilaxis para las agresiones inherentes a la vida que llevan, o que esperan una ayuda en el plano de su evolución interior.

Pero, como hemos visto, todo esfuerzo de atención es un gasto de energía. Cualquier hombre sano no dudará en conservar intacto el capital que posee, si puede dispensarse de mermarlo. Otra razón que nos incita a rechazar, a priori, los métodos que participan en la concentración mental es la dificultad que experimenta el neófito para fijar mucho tiempo su atención cuando no se ha entrenado especialmente; las conexiones nerviosas tardan tiempo en estructurarse y ello explica que los nuevos condicionamientos tonicoafectivos sean tan lentos en desarrollarse y que hagan falta tantas sesiones para consolidarlos.

La relajación psicosomática no exige desde el principio ningún esfuerzo de concentración; no solicita pues de ningún modo atención. Tras apelar a las fuentes de la tecnología moderna, da rápidamente lugar a reflejos condicionados de distensión neuromuscular por impregnación del subconsciente, a favor de una supresión progresiva de la conciencia. La toma de conciencia sólo interviene después de la estructuración de los mecanismos de relajación muscular y psíquica; a partir de entonces actúan espontáneamente con una simple llamada sin que la voluntad deba intervenir. Sin embargo, las facultades volitivas, así como cualquier aptitud física o psíquica, pueden desarrollarse por sugestión apoyándose en las estructuras así constituidas.

Los reflejos condicionados de relajación

La experiencia del perro de Pavlov se ha convertido en una perogrullada; no se trata de insistir demasiado, la resumiremos en unas líneas. El perro saliva cuando se le introduce un trozo de carne en la boca: es un reflejo incondicionado. Si se hace sonar frecuentemente un timbre antes de ofrecer el alimento, el perro, después de un cierto número de sesiones (repetición), saliva al oír el ruido del timbre sin que sea necesario presentarle la carne: es, en este caso, un reflejo condicionado.

Según Chauchard: «Muchos fenómenos de sugestión están relacionados con los reflejos condicionados». Así, continúa este autor, «se han podido observar en los mamíferos y el hombre reflejos condicionados inconscientes muy curiosos en el ámbito de la vida orgánica: tras una serie de inyecciones para introducir un cuerpo activo, basta inyectar agua destilada —que normalmente carecería de efecto— para obtener el mismo fenómeno, por ejemplo una disminución del azúcar en la sangre si las primeras aplicaciones habían sido de insulina. Lo mismo le ocurre a un toxicómano; si se sustituye a escondidas la morfina por agua destilada, siente los mismos efectos.»

Éstos son los mecanismos que presiden las técnicas de nuestro método; desarrollan reflejos condicionados de distensión nerviosa; ¿pero por medio de qué? Lo veremos a continuación. A tal señor, tal honor; citemos primero a Pavlov, quien dice: Sin duda las palabras son para el hombre un excitante condicionado tan real como todos los que tiene en común con los animales; pero al mismo tiempo, es un excitante de tal amplitud que no puede ser comparado cuantitativa ni cualitativamente con las excitaciones condicionales de los animales.» Evidentemente, el hombre, mediante el lenguaje, da lugar a conexiones nerviosas de las que el animal es incapaz. Es lo que explica Chauchard: «... podemos enseñar a niños a hacer un gesto bajo el efecto de un excitante condicionado o con una orden, que es un excitante condicionado verbal... Cuando se muestra a un niño una manzana y se le dice «manzana», tras algunos intentos, se representará la manzana cuando se le diga la palabra: es un reflejo condicionado.»

No actuamos de otro modo en relajación psicosomática cuando repetimos a un sujeto: «Estás relajado.» Posteriormente veremos que la repetición, condición *sine qua non* de la creación de los reflejos condicionados, es la fuerza de la sugestión. En esta perspectiva que es la nuestra, logra crear automatismos psicofisiológicos mediante el juego de los reflejos condicionados.

Pero estos reflejos condicionados serán tanto más fácilmente desarrollados si no topan con la barrera de la vigilancia cerebral, si se crean en el seno del subconsciente. En esta óptica nuestro método difiere de los métodos de autoconcentración que requieren atención. Con el conjunto de medios que representan la originalidad del método, buscamos la supresión lo más total y rápida posible de la conciencia. Con esta síntesis, nos diferenciamos absolutamente de los métodos hasta aquí aplicados en relajación y en hipnosis.

Supresión de la conciencia

Cuando tratemos la sugestión volveremos al fenómeno de la supresión de la conciencia por no considerar inmediatamente más que el papel asumido por la técnica. Es importante, pues permite evitar los escollos de los métodos pasivos al tiempo que los valoriza; supone refutar por adelantado los argumentos contradictorios que se nos quisiera oponer y que conocemos bien.

Muy oportunamente, el doctor Stuchlik subraya el peligro que supondría que la relajación eleve el umbral de la reactividad y la acción voluntaria; las reacciones del sujeto en relación a la vida activa serían demasiado lentas e inadaptadas. También declara: «La relajación no debe alcanzar tal nivel que el paciente sea incapaz de resistir.» Pero entonces abrimos un paréntesis, ¿hasta qué grado? ¿Dónde hay que detenerse en la profundización de la relajación y cómo medirlo? Este médico húngaro prosigue: «Deben ser salvaguardados, desde el punto de vista del pensamiento, idea, alcance, capacidad de juicio y don de crítica; desde el punto de vista afectivo, la adaptación y la reactividad; desde el punto de vista de la voluntad, la tendencia a la actividad. Así, al acabar el enfermo no adquiere el carácter indeseable de Oblomov, el héroe de Chéjov.»

El método de relajación psicosomática responde a estas preocupaciones, de dos maneras. Mediante la sugestión condicional que refuerza y desarrolla las cualidades positivas del sujeto en una especie de balancín que no corre el riesgo de inclinar un platillo más que el otro. En este caso encontramos a la vez relajación integral y refuerzo de las facultades activas voluntarias, los dos aspectos de estas estructuras mentales que pueden, tal como explicaremos, ser concomitantes o alternos.

La toma de conciencia interviene como elemento director, sólo después de que las estructuras mentales desarrolladas bajo la acción de los reflejos condicionados estén bien establecidos y, sobre todo, aparecen claramente a la conciencia del sujeto con todas las posibilidades que le ofrecen. Vemos que estamos muy alejados de un método de abandono pasivo y que así ahuyentamos el peligro de llevar demasiado lejos la relajación, en detrimento de estructuras establecidas, algunas de las cuales representan valores positivos.

El uso de un método pasivo estaría desvalorizado en relación a los métodos que exigen inteligencia y actividad voluntaria. Los sujetos mínimamente evolucionados se opondrían; ése es, parece ser, el obstáculo de la sugestión hipnótica. En nuestra obra sobre la hipnosis hemos hecho caso omiso de esta aserción; en caso de fracaso no es la personalidad del sujeto lo que está en cuestión, sino la del hipnotizador insuficientemente entrenado.

En relajación psicosomática, el argumento no se sostiene. La particularidad del método es ser progresivo; el sujeto, sea cual sea, es llevado a la inconsciencia sin que se percate y he aquí cómo: en un primer momento, la respiración dirigida, que por ejemplo no aprovecha el método de Schultz, deriva la atención del sujeto hacia sus movimientos torácicos. Pero en el curso de la educación, las directivas están salpicadas de sugestiones de relajación que son como el telón de fondo. Sabemos que es posible intercalar anuncios en una película sin que el espectador sea consciente; pero con su repetición y a pesar de su brevedad impregnan eficazmente el subconsciente. Es un mecanismo análogo al que utilizamos; se halla reforzado por el ambiente sonoro, del que volveremos a hablar. Los movimientos del diafragma que preceden a la relajación tienen un efecto sedante sobre el sistema nervioso central y, en una primera etapa (durante 7 minutos), favorecen la distensión, desencadenan la desconexión de la mente específica de la supresión de la conciencia. Sólo en este momento interviene la sugestión, pero tampoco este caso se trata de sugestiones de sueño, sino una progresión que sólo lleva a la relajación muscular y nerviosa. Hasta el punto de que sólo tras 15 minutos, cuando el sujeto está próximo a la hipnosis simple, se suceden las sugestiones de sueño. ¿Cómo podría resistirse? Totalmente distendido muscular, nerviosa y psíquicamente, se halla en un estado de torpor extremadamente agradable, próximo a la beatitud. El sujeto no tiene ganas de reaccionar y, aunque lo quisiera, debería realizar un esfuerzo considerable para moverse.

De este modo, por un momento el sentido crítico se halla totalmente anestesiado; no es algo que rebaje al sujeto, quien no se da cuenta. La posición fisiológica de relajación, especialmente estudiada en nuestro método y a la que siempre nos ha sorprendido que se preste tan poca importancia, también concede un papel a los reflejos condicionados. Así como el sueño está en parte condicionado por el horario, el cese de la actividad y sus condiciones materiales (cama), la relajación es rápidamente condicionada por la adopción de una posición específica, sea cual sea, a partir del momento en que se repite a menudo; a fortiori, cuando se toma según las normas estudiadas y con un soporte que favorece al más alto nivel la distensión.

El ritmo también es un elemento condicionante que no debe subestimarse: frecuencia regular de las sesiones, si es posible a las mismas horas, en el mismo lugar, el mismo ambiente.

El ambiente sonoro condicionante

La relajación psicosomática constituye una síntesis original de medios, cada uno de los cuales contribuye a alcanzar el fin perseguido: la relajación integral de las tensiones neuromusculares y de los resortes de la mente. Pero también, en un segundo tiempo, preside la creación de ciertos estados de ánimo, tiende a sustituir las ideas depresivas, e incluso angustiosas, por imágenes tónicas y liberadoras de la ansiedad que padecen quienes requieren relajación.

Ahora bien, ¿qué mejor que la música como soporte de esta acción? La música se vio privada de los efectos fundamentales de la sugestión; como telón de fondo, sólo debía impresionar el subconsciente, pero sin representar el papel protagonista otorgado a la voz entrenada para manejar la sugestión. Y nos parece que habría sido un error utilizar la música sólo con fines relajantes. Las terapéuticas musicales están lejos de tener efectos tan rápidos y profundos como la voz que sugestiona; estos efectos que no podemos negar y que utilizamos asociados a otros métodos, son también menos específicos en relación a una acción determinada. No se curará un estreñimiento con temas musicales, como sí puede hacerse mediante sugestión (grabada o no) y una toma de conciencia adecuada de las vísceras abdominales y los músculos que intervienen en la exoneración intestinal. Pero temas musicales bien adaptados pueden aportar al tratamiento una útil contribución.

Sin embargo, músicas demasiado conocidas por los melómanos pueden fijar su atención de modo poco oportuno y oponerse a la supresión de la conciencia. Por ello evitamos realizar una selección de piezas que puedan hacer disfrutar el placer musical en detrimento de los efectos que buscamos. Hemos apartado este escollo buscando melodías clásicas y modernas de uso particular, eligiendo sólo las obras más impersonales pero de las que no por ello renegarían los melómanos más enterados y, sobre todo, haciendo escuchar sólo los fragmentos de las composiciones mejor adaptados a la especificidad del tratamiento.

Así, en la mayoría de obras de los compositores clásicos o modernos, observamos pianissimos y crescendos, adagio y andante; el movimiento musical va del moderato al prestissimo, pasando por el presto. Hasta el punto de que en la misma obra pueden evocarse los sentimientos más opuestos como los más diversos. Elegir con nuestros métodos una obra entera, como se practica en las aplicaciones musicales de carácter terapéutico, siempre nos ha parecido una herejía. La frase musical que corresponde a un efecto determinado, por su carácter, es lo único que conviene retener; puede durar sólo 15 segundos, e incluso menos, pero debe repetirse incansablemente; pues, como en el caso de la sugestión verbal, su repetición es lo que impregna el subconsciente, como un leitmotiv, parecido a una gota de agua que horada la roca, lo que no pudo hacer una corriente más o menos intenso y regular. Mediante este procedimiento, evitamos la anarquía de imágenes que habrían sugerido motivos musicales que por ejemplo fuesen de la melancolía a la alegría, del apaciguamiento a la excitación en el transcurso de una sola audición cuyos efectos serían entonces contrariados.

Pero también hemos reforzado estos efectos añadiendo a la música, ya sea como inciso o superposición, fondos sonoros cuyos efectos son tan específicos como los primeros y los intensifican: cantos de pájaro, de arroyo fluyendo suavemente, de fuego de chimenea con leños que crepitan, ruidos de olas que mueren en la orilla, zumbido de cigarras evocador de playas mediterráneas y por tanto de calor (para acelerar la transpiración en las curas de adelgazamiento psicosomático), etc.; a veces el silencio es utilizado después de un efecto sonoro para obtener una sedación inmediata, con una recuperación progresiva que reacondiciona después al sujeto para la vida activa.

Hemos constatado que con nuestras técnicas sonoras los reflejos condicionados actúan por partida doble: recordando el tema musical cuya asociación con las fórmulas de sugestión constituye un impacto que no podríamos haber obtenido de otro modo con semejante eficacia; con la memorización inconsciente, o a veces lúcida, de los fragmentos sonoros repetidos que acompañan en la misma modalidad de expresión a las sugestiones bien adaptadas al caso considerado y con los efectos psicofisiológicos pretendidos por la relajación psicosomática.

Los métodos grabados

«Relajación psicosomática» y «Adelgazamiento psicosomático» forman parte de la misma tecnología en modalidades diferentes. Mediante un juicio superficial podríamos reprochar a estos métodos su ritualización. Pero ya hemos subrayado que sólo son la fase introductoria de una toma de conciencia que pensamos objetivar lo bastante con los ejercicios que indicamos. La postsugestión, a la cual damos un lugar importante en las últimas grabaciones de la cura, lanza un puente entre la sugestión en estado de pasividad y los ejercicios prácticos a los que el sujeto es invitado fuera de las sesiones educativas de la cura. Sin embargo, la ritualización, elemento estructural clave en la eficacia del método (repetición), no deja de conservar por ello una cierta flexibilidad que permite la normalización en límites definidos: de este modo, si tal sujeto siente alguna dificultad para asimilar las técnicas, repasará ciertas secuencias relativas al control respiratorio antes de abordar la relajación.

Podemos decir que, al margen de los casos médicos que serían objeto de métodos relacionales de tipo psicoanalítico, la relajación psicosomática, bajo reserva de la consulta médica, cubre más del 80% de las necesidades, mientras que los «casos ligeros son numerosos y se multiplican a medida que el entorno se vuelve más amenazante.

Una sesión de relajación psicosomática no significa gran cosa; es una disciplina que debe adquirirse en un cierto número de sesiones; una lección de conducir no basta para aprobar el examen con éxito, pero cuando se está dotado, tras 15 lecciones se sabe conducir. La conducción de uno mismo no es menos ardua.

El sujeto que ha operado perfectamente su toma de conciencia ha adquirido la facultad de relajarse para toda la vida, con la condición de que aplique sin cesar los principios que le han sido inculcados; eso se convierte en una segunda naturaleza que le permite atravesar serenamente la existencia a pesar de las dificultades que encuentra. Pero, del mismo modo que se pierde la costumbre de conducir si se está privado de coche, se pierde la costumbre de la relajación cuando se olvida movilizar los mecanismos adquiridos; se deterioran. Sin embargo, tres curas anuales permiten mantenerlos sin tener que prestarles una atención particular. Aconsejamos hacerlo antes de las fiestas de fin de año para preparar el esquí o para compensar los excesos a veces inherentes a este período; en primavera, cuando la resistencia ha disminuido y, finalmente, antes de salir de vacaciones, para aprovecharlas plenamente y recuperar fácilmente las energías gastadas. He aquí, a grandes rasgos, el enunciado de los principios de la «relajación psicosomática»:

- Diálogo previo con el terapeuta relaxólogo.
- Búsqueda de la posición bajo las directivas del terapeuta.
- Principio de la audición de la grabación; exhortaciones previas de abandono (inmovilidad-oclusión de los párpados, etc.).
- Respiración dirigida con o sin oxígeno; iniciación al control respiratorio.

- Tranquilidad respiratoria; relajación del rostro y las manos.
- Distensión topográfica de los músculos.
- Desarrollo del estado de torpor.
- Búsqueda del vacío mental (sugestión).
- Sugestiones del sueño.
- Profundización del sueño.
- Desarrollo del estado de sugestionabilidad.
- Búsqueda de la relajación integral.
- Desarrollo del sentimiento de ligereza.
- Búsqueda de evasión extracorporal.
- Reestructuración dinámica de la mente.
- Sugestiones euforizantes.
- Autocontrol psíquico y orgánico.
- Postsugestión de aceleración de los procesos de relajación y profundización del sueño.
- Despertar progresivo; sugestiones de bienestar; puesta en marcha.

Obviamente, sólo se trata de un esbozo. Ciertas indicaciones son del ámbito médico y los terapeutas se toman la libertad de adaptar el método a su especialidad (el psicólogo tiene otros objetivos que el médico o el kinesiterapeuta). Existen grabaciones complementarias destinadas a los casos particulares.

Del automatismo a la toma de conciencia

Es evidente que los métodos llamados de autoconcentración que utilizan una tecnología somera (tumbando al paciente sobre un diván o un sillón más o menos bien adaptado a la relajación), debían legitimar la presencia del terapeuta; no era concebible que se pudiese dejar al sujeto entregado a sí mismo; habría tenido el sentimiento de una aplicación ilusoria que no justificaba su desplazamiento.

Para obviar los inconvenientes de la presencia del terapeuta requerida por el método Schultz, había que encontrar otras motivaciones que pareciesen menos inoportunas. La relajación tomaba prestado al psicoanálisis sus teorías relacionales y transferenciales: «Las relaciones afectivas mutuas entre el médico y el enfermo... son de una importancia especial en los métodos de descubrimiento. En este caso, se trata de relaciones de *transfert* y de *contratransfert*. En la terapéutica de la distensión, la relación efectiva entre el médico y el enfermo es quizás menos importante, pero también en este caso deben tenerse en cuenta las relaciones de *transfert* y de *contratransfert*» (Stokvis).

Sabemos que el *transfert* es la proyección sobre el terapeuta por parte del paciente de los afectos que le habían permanecido inconscientes. Sin exponer el mecanismo del *transfert*, algo que nos llevaría demasiado lejos, recuperaremos una explicación de J. G. Lemaire, quien precisa el papel que desempeña la relación entre el enfermo y el médico en estos métodos relacionales de relajación médica: «...el paciente "vive" sus contracturas ante ese testigo privilegiado que representa el terapeuta; se atreve poco a poco a tomar conciencia de ello como de una resistencia a la relajación deseada, ya sea espontáneamente, ya sea con la ayuda de las interpretaciones que este último puede llegar a proponerle. Por sí mismo, el enfermo ve la analogía entre esta situación transferencial y lo que sentía o manifestaba incluso en su vida social con sus síntomas y su hipertonía. Comprende poco a poco el carácter arcaico e inadaptado de sus reacciones defensivas, al tiempo que se atreve a renunciar a éstas en la situación a dos que experimenta con su médico. Sólo entonces deja de necesitarlo para protegerse de los demás y se vuelve capaz de utilizar la relajación en la vida cotidiana, incluso en circunstancias psicológicamente difíciles.»

A pesar de su interés, la aplicación de los métodos médicos está erizada de dificultades. La interpretación que se hace, la disparidad de las codificaciones, lanzan sombras en el espíritu de quienes tendrían la tentación de aplicarlas o de recurrir a ellas; en una comunicación relativa a la aplicación en obstetricia, L. Chertok constata: «La aplicación práctica comporta técnicas diversas. Algunas están bien codificadas: las de Jacobson, Schultz, o las de relajación hipnótica. Dieron nacimiento además a muchos sucedáneos. Las interpretaciones teóricas divergen y en este ámbito reina una gran confusión.. Pero incluso los métodos citados no siempre obtienen una adhesión completa por parte de los médicos. J. Seabradinis declara: «A pesar de algunos éxitos terapéuticos obtenidos, los enfermos abandonaban a menudo la práctica, que consideraban demasiado larga y a veces compleja», mientras que O. Meier, un médico suizo, reconoce: «La técnica del método de Schultz es simple, pero su dirección exige mucha comprensión, tacto y paciencia, ya sea porque muchos colegas aprenden bien el método para abandonarlo después.»

Otra dificultad no menos importante es la formación del médico. En una declaración que nos parece contradictoria, un médico ya citado declara: «…no vemos por qué el médico se negaría a aliviar —aunque fuese por este medio— al paciente que sufre. ¿Por qué le cerraría la puerta para abandonarlo en manos de los curanderos y charlatanes que hacen fortuna con los errores o desconocimientos psicológicos de los médicos?»

No queremos incensar a los curanderos, nunca lo hemos hecho, pero no podemos evitar plantear así la cuestión: ¿el éxito de ciertos «curanderos» no es debido a que son buenos psicólogos?

En cuanto a la relación entre el médico y el enfermo, es de difícil aplicación y parece reservada a los psicoterapeutas que, como el médico que acabamos de citar, tienen profundos conocimientos psicológicos y psicoanalíticos, es decir, al especialista: «Hacer venir regularmente a un enfermo que viene a tumbarse para relajarse y al que se le impondrán fórmulas y actitudes, plantea el considerable problema de la relación entre el médico y el enfermo».

Por otra parte, la dependencia que se desarrolla respecto al terapeuta, la delicada técnica del contratransfert, exigen una formación de analista que pocos médicos tienen; este problema tampoco ha escapado a esa eminencia, quien precisa: «… tanto si la indicación del tratamiento es planteada por él mismo como por otro, el psicoterapeuta que deba realizarlo deberá poseer primero conocimientos neurofisiológicos serios sobre el tono en particular. Pero evidentemente, también deberá poseer una formación psicoterapéutica sólida que, en la práctica, supone un psicoanálisis personal, y haber padecido él mismo un entrenamiento didáctico de reeducación psicotónica.»

En cuanto a nosotros, el obstáculo que nos parece más irreductible respecto a las posibilidades de aplicación y difusión de los métodos de relajación médica, es que el médico, cuyo tiempo está necesariamente limitado, sólo puede consagrarse excepcionalmente a la relajación autoconcentrativa. Es lo que preocupa a un médico no psiquiatra, el doctor Lowys, quien planteaba el problema en estos términos: «Pero, ¿encontrará el médico el tiempo necesario para tales sesiones, que no pueden efectuarse apresuradamente, requieren explicaciones, apoyo y consejos (especialmente sobre alimentación, ventilación, hidroterapia; cultura física, deportes, sin hablar de la orientación general del modo de vida) ... Es pues necesario apelar a auxiliares médicos, más concretamente a kinesiterapeutas, con la condición de que no consideren que la relajación depende en su totalidad del ámbito físico, que sean pues prudentes y colaboren realmente con el médico.» Pero el kinesiterapeuta también está agobiado por sus actividades.

Nos viene una solución a la mente: la de la relajación en grupo. Pero plantea el problema de la formación de profesores y el doctor Lemaire es el primero en refutarla cuando se trata de aplicaciones específicamente médicas: «...la formación médica y psicoterapéutica del monitor encargado del entrenamiento es a menudo insuficiente... En cuanto a los métodos de grupo, recordemos que son utilizables en el plano pedagógico gracias a su rapidez y amplia difusión; pero son necesariamente más superficiales y sugestivos en detrimento del aspecto psicoterapéutico relacional!».

Para nosotros, la aplicación de la relajación no es un dilema. Por una parte, tenemos los casos estrictamente médicos, la mayoría de los cuales forman parte de los tratamientos médicos clásicos: corresponde a los médicos, y estrictamente a ellos, tratarlos. Por otra, un gran número de casos en los que la relación entre el médico y el enfermo se revelará indispensable: eventualmente, los paramédicos pueden ser autorizados a ocuparse de ellos, pero bajo el control del médico especializado en ese ámbito.

Pero los no enfermos, los casos leves que postulan la relajación, de lejos los más numerosos, requieren medios profilácticos destinados a luchar contra las agresiones de la vida moderna. Se trata de todas las personas cansadas, sobrecargadas, afectadas por problemas menores, todos los pequeños nerviosos que atestan los consultorios médicos, que gravan inútilmente la Seguridad Social, que necesitan encontrar numerosos centros especializados donde pueda ser puesto a su disposición un método de relajación fácilmente accesible. También es necesario que, a imagen del yoga, la relajación pueda ser practicada como una disciplina exhaustiva, más allá de su aspecto higienista. Mucho mejor adaptada a la ética occidental, conduce mucho más rápido a la conciencia y al control del cuerpo, a la de la mente; no tiene, como el yoga, el inconveniente de implicar una renuncia y un alejamiento responsable de estados conflictivos, ni trastornos del comportamiento debidos al desfase o la confrontación de los ideales místicos y los imperativos de la vida activa socioprofesional, e incluso afectiva y sexual.

Esta prospección de todos los ámbitos en los que puede aplicarse la relajación, en virtud de los métodos que hemos puesto a punto, justificará la segregación que debe establecerse forzosamente entre los métodos médicos y la relajación psicosomática de la que somos promotores. No cabe duda de que la audiencia resultante hará aparecer numerosos casos que han escapado a la observación y pueden ser tratados con la relajación médica.

Ahora mostraremos cómo nuestros métodos participan en una situación bien determinada; el estado de relajación puede ser recreado sean cuales sean las condiciones de confort y entorno. No conviene pues que contingencias materiales puedan ser un obstáculo para la obtención de este estado. A partir de la toma de conciencia, la relajación debe convertirse en un estado instantáneo al que ningún obstáculo puede oponerse. Está pues excluido que para ponernos en estado de relajación debamos necesitar un sillón o una cama, o que incluso deba tenerse siempre a disposición una grabación en video.

Sólo en una primera etapa, la del aprendizaje, conviene buscar las condiciones más favorables para la relajación, no descuidar ningún complemento que pueda hacer progresar más rápidamente en la vía de la iniciación y permitir el acceso a una relajación auténtica. Después, el control absoluto consistirá en aumentar las dificultades para perfeccionar los mecanismos de relajación y acelerar su funcionamiento.

Esta necesidad de buscar una posición corporal adecuada para la relajación no ha escapado a Schultz, del mismo modo que antes había sido recomendada por sus precursores. Pero parece que ni los ocultistas ni Schultz concedieron suficiente atención a la posición del cuerpo en la búsqueda del estado de relajación. En la tradición hermética de aislamiento, encontramos la posición de decúbito dorsal, con la cabeza sostenida, los brazos a lo largo del cuerpo, pero las piernas estiradas. Veamos lo que dice Schultz. Recomienda tres posiciones (veremos que también hay otras favorables): la primera es la posición sentada, «un sillón cómodo puede utilizarse perfectamente. Deberá estar adaptado al sujeto de tal manera que por una parte un buen apoyo de los muslos permita a la columna vertebral adosarse cómodamente y por otra las piernas no se deslicen hacia adelante. Los apoyabrazos deben estar situados de tal manera que los brazos puedan descansar pasivamente...». La segunda posición recomendada es la llamada «cochero de carruaje». En esta posición, la persona está sentada, eventualmente sobre un taburete, con el busto hacia adelante, la cabeza inclinada sobre el pecho, los antebrazos apoyados sobre los muslos, las manos colgando. La tercera posición retendrá más nuestra atención; es la de las aplicaciones profesionales.

Esto es lo que recomienda el autor de *Entrenamiento autógeno:* «Cuando la posición acostada sea posible, elegiremos la posición horizontal, con la cabeza ligeramente sostenida: corresponde a la del enfermo sobre la camilla de examen. También hay que cuidar que los brazos estén correctamente colocados... las manos se dejan planas y sin tensión

... Por tanto, cuando estos pacientes trabajan tumbados sobre la espalda, hay que sostenerles los hombros con cojines, mantas, etc., para evitar la caída de hombros».

La posición sobre la mesa de examen es a nuestro parecer inadecuada; el sostén de la cabeza y los hombros es insuficiente para enderezar la ensilladura lumbar en los sujetos con la pelvis torcida y, por otra parte, los músculos abdominales y los de la región anterior de los muslos se quedan tensos; en esta situación, la acción psíquica sobre el contenido abdominal (mirada orgánica interiorizada) es mucho más difícil.

La concepción anatómica rudimentaria de Schultz fue paradójicamente mejorada por los fabricantes de sillones. Hace unos diez años fuimos invitados por una gran revista parisina a probar «sillones de relajación». Se trataba de asientos plegables como hay tantos en el mercado, ninguno de los cuales se correspondía con las normas de una perfecta posición. Digamos que salvo una o dos excepciones, no se ha realizado ningún progreso en este ámbito y que hoy en día, como en el banco de pruebas en que tomamos parte, se señalan los defectos siguientes que resultan de la ignorancia de principios esenciales: nuca mal sostenida por no estar encastrada, cabeza que se balancea de un lado a otro, riñones insuficientemente apoyados, «quebrado» insuficiente de los miembros inferiores o mal apoyo de los huecos poplíteos (jarretes), apoyo insuficiente en los apoyabrazos, nunca situados a la altura correcta del cuerpo, de longitud y anchura insuficiente, no estudiados para evitar que los brazos se deslicen una vez distendidos.

Sin embargo, los vendedores de sillones no se privaron de llamar a estos divanes mejorados «sillones de relajación». Así es como se estableció la confusión entre el descanso y la relajación y se vulgarizó el término.

Los apoyos del cuerpo

Los apoyos esenciales que debe tener el cuerpo en relajación son los siguientes: la nuca, que debe estar bien encastrada; la espalda y la parte posterior de los hombros, que deben sentirse bien sostenidos; el hueco lumbar; el hueco poplíteo y los gemelos externos (pantorrillas); los antebrazos y las manos en toda su extensión. Los apoyos no deben lastimar de ningún modo.

El sentimiento del sujeto, por la impresión de confort que recibe, debe ser el de la beatitud. Dicho sentimiento participa de manera inductiva en las disciplinas de relajación y favorece el abandono y la supresión de la conciencia. Por sí mismo, el dispositivo invita al cuerpo perfectamente sostenido en todas sus regiones a relajarse; accionando un mecanismo simple y robusto el relaxólogo puede variar las posiciones hasta encontrar la ideal para el sujeto de la relajación. A partir de entonces es excepcional que tenga que modificar esta posición que, automáticamente, es conecta. En la actitud más favorable, el tronco está inclinado hacia atrás unos 40°». Entonces es la posición del tronco la que condiciona la de los demás segmentos corporales. La cabeza prolonga al busto, pero se encuentra ligeramente flexionada; los muslos están levantados y forman un ángulo con el tronco de modo que las rodillas estén a la altura del corazón, es decir, que lo alto del pecho y la cabeza están por encima de ese nivel si se traza una línea imaginaria horizontal, de las rodillas al corazón. Si la línea horizontal se prolonga a partir de las rodillas, da la posición de las piernas, que están horizontales, paralelas al suelo. La división del sillón en tres segmentos independientes permite obtener esta posición funcional de relajación.

Todo el cuerpo, muy pesado, encuentra espontáneamente sus apoyos, algo imposible en un sillón mal adaptado o sobre una mesa de examen, ¡todavía menos sobre un diván como se ve en los pseudoservicios de relajación! Las manos y los antebrazos se abandonan naturalmente a cada lado del cuerpo, con las palmas de las manos semiabiertas descansando sobre los apoyos; es un sinsentido practicar la relajación con las palmas encima, pues entonces los supinadores permanecen contraídos; las piernas reposan naturalmente un poco separadas (nunca cruzadas) y durante la distensión tienden a rotar hacia el exterior; en esta posición, las rodillas están más separadas que los pies, estos últimos con las puntas giradas hacia el exterior hacen que las pierna descansen más sobre la parte externa de las pantorrillas.

Las experiencias y observaciones que hemos realizado demuestran que hay diferencias considerables en la distensión muscular, entre el uso de un asiento cualquiera y la de un sillón funcional.

Los medios complementarios

Numerosos métodos reivindican la relajación: ejercicios físicos, movimientos con ritmos musicales, gimnasia casi inmóvil, etc.; otras técnicas utilizan el masaje, la hidroterapia, la electroterapia, la vibración para obtener la sedación del sistema nervioso. Los resultados son más o menos aleatorios y si se trata de apelar a medios exclusivamente físicos, no conocemos ninguno mejor que la cultura física por grupos musculares (rebautizada «musculación») cuyos efectos sedantes ya hemos explicado.

Para nosotros, los únicos métodos de relajación realmente válidos, tanto en el plano de la rapidez de los resultados como el de la autenticidad de los estados, de su profundidad, son aquellos que pertenecen a la vez a lo físico y al psiquismo. Esta dualidad de búsqueda y aplicación, junto a las influencias recíprocas que se desprenden, es lo que justifica el término psicosomático aplicado a nuestro método de relajación.

Sin embargo, aunque un sillón de relajación, una sauna, un puesto de oxigenación, etc., no podrían ejercer por sí solos efectos profundos sobre el psiquismo, no dejan de ser medios somatopsíquicos de acción nada despreciable.

Así, en casa, el recurso habitual de un sillón relajación supone un apreciable ahorro de fuerzas y disipa rápidamente el cansancio. Esta costumbre debe, finalmente, conducir a la prolongación de la juventud y permitir aumentar la duración de la vida.

El simple hecho de escuchar la música en posición de relajación aporta al melómano un placer todavía más sutil, sobre todo cuando es difundida por el reposacabeza que favorece la distensión.

Los progresos realizados en el confort y la adaptación de los asientos funcionales de interiores más refinados, permiten integrar el asiento de relajación en el ambiente, añadiendo una nota personal de estética.

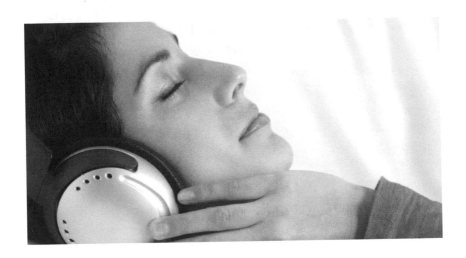

PARTE PRÁCTICA

Cómo instalarse para su sesión de relajación

Puede tumbarse sobre una superficie dura, pero no es indispensable. Pero tanto si está sobre el suelo como sobre una cama, he aquí cómo preparar su sesión de relajación. Si dispone de una grabación, ponga al alcance de la mano su reproductor de música y ajuste previamente el sonido que debe llegarle suavemente, pero sin dejar de ser audible. Puede escuchar el reproductor directamente, o con un reposacabezas provisto de altavoces, así evita molestar al entorno.

Una vez ha iniciado la reproducción de su música preferida, puede escucharla tumbado, por así decir sin moverse; también tiene la posibilidad de ajustar previamente un sistema intermedio que detendrá el lector a los 30 minutos (duración de la sesión). Tras algunos instantes ya no lo oirá.

Si no tiene un asiento funcional de relajación, disponga un cojín medianamente duro bajo sus rodillas, lo bastante grande como para que sus piernas y tobillos descansen por igual. Después, apoye su cabeza en una oreja dispuesto de modo que sostenga bien su nuca, a menos que no tenga un reposacabezas especial. No olvide colocar un cojín blando, o una almohada de cada lado de su cuerpo, para que pueda descansar sus manos y antebrazos que distenderá, con las palmas de las manos

Busque la mejor posición, pues no debe moverse más durante toda la sesión; obviamente, se habrá cuidado de desconectar el timbre de la puerta de entrada y el del teléfono. Establezca una suave penumbra si es de noche. Ponga entonces su aparato en marcha. Tiene alrededor de un minuto para ajustar el sonido, con mayor o menor intensidad según sea necesario, y para moverse ligeramente buscando la mejor posición posible, con todo el cuerpo pesado y bien apoyado. Finalmente, cierre los ojos y permanezca inmóvil durante toda la sesión. Una recomendación importante: la ropa no debe apretarle y debe poder respirar libremente; cuide también no coger frío, para ello cúbrase con una manta cuando adopte la posición de relajación.

4. El control de la respiración

Nuestro método, la relajación psicosomática, difiere esencialmente del método de Schultz en la atención que prestamos a lo que titularemos «el control de la respiración».

Efectivamente, J.H. Schultz, en *El entrenamiento autógeno*, escribe esto:

«El terapeuta, acostumbrado a proponer a los pacientes ciertos ejercicios respiratorios, sabe por experiencia qué variedad de reacciones generales puede esperar: desde la excitación generalizada hasta los estados sincopados. Todas estas modificaciones corporales violentas son irreconciliables con los principios del entrenamiento. Proponemos a nuestros pacientes abandonarse a su respiración, sin querer influirla de ningún modo».

El médico alemán, buscando de entrada «la tranquilidad respiratoria», parece privarse de un poderoso auxiliar en la búsqueda de la relajación neuromuscular; ignora los efectos orgánicos y psíquicos de la sobrerrespiración que describiremos como especialistas en las disciplinas físicas; priva a los aplicadores de los métodos de autoncentración de un medio de acción del que podemos decir que sin su uso los resultados obtenidos sólo pueden ser fragmentarios y tardan en manifestarse. Muchos médicos que se refieren a Schultz lo han comprendido y se han inspirado en nuestros métodos precediendo al Entrenamiento autógeno con consejos relativos a la amplitud de los movimientos respiratorios.

En cuanto al peligro de estos métodos, nos parece ilusorio. Pero quizás Schultz quiso poner en guardia a los aplicadores de su método dirigido a enfermos, algunos de los cuales pueden padecer del pulmón o el corazón. Sin embargo, pensamos que bajo un estricto control médico en la mayoría de casos considerados estos enfermos podrían beneficiarse ampliamente de una formación de control respiratorio; bajo directivas médicas, los paramédicos serían habilitados para tratar estos casos de excepción. El problema no se plantea del mismo modo en el individuo sano, o incluso con problemas menores que desee iniciarse en la relajación; ¿deberemos privarle de las ventajas de una ascesis que encontraría en el yoga sin beneficiarse las aportaciones de la relajación? No se puede pensar en serio. Numerosos médicos coinciden con nosotros en esta concepción. Acaso el Entrenamiento compensado de Ainginger no es un alegato en favor de esta iniciación respiratoria, que constituye su estructura? Tomaremos prestada la definición a R. Durand de Bousingen: «El entrenamiento compensado es esencialmente una educación o una reeducación de la respiración, con vistas, por reacción central, a poner en reposo los centros de control subcorticales y corticales de esta función y, por consiguiente, de todas las demás funciones vegetativas y de todo el córtex cerebral que controla el estado afectivo y tímico de los pacientes. La reeducación respiratoria influiría en el estado de los centros cerebrales y medulares; permitiría obtener una sedación general de la irritación del sistema nervioso… El método insiste en primer lugar en el control de la respiración. Se trata de un control activo y dinámico cuya atención se dirige ante todo hacia la reducción del ritmo respiratorio. Se incita al enfermo a retardar su respiración y, al mismo tiempo, intentar obtener una respiración lo más profunda y completa posible.»

Considerando los efectos del control respiratorio aprehendemos mejor su importancia respecto a las disciplinas de relajación. A los menos enterados les parecerá que el desconocimiento equivale a ocultar un aspecto capital de las aplicaciones; es privarse por ignorancia, o deliberadamente, de una aportación psicofisiológica nada despreciable. Se aprovechan efectos mecánicos, orgánicos y psíquicos cuyo repaso nos permitirá después precisar las técnicas que nos son propias sin tener que volver a los datos científicos.

La toma de conciencia de la función respiratoria

La respiración, dirigida por el centro respiratorio del bulbo raquídeo, es inconsciente. Es regulada por la bajada de la presión del oxígeno, la elevación de la presión del CO_2, y la actividad muscular; también entran en juego otros factores que dependen de la emotividad. Los movimientos respiratorios son pues más o menos amplios y acelerados sin que nos demos cuenta. Por ello un individuo puede ver desarrollarse su existencia en la ignorancia absoluta de sus órganos respiratorios, si no es deportista y si no se interesa por ninguna disciplina que implique su control.

En condiciones de vida natural, el ser humano es llevado a producir esfuerzos violentos o prolongados que aceleran los movimientos respiratorios, le obligan a respirar ampliamente sin que la conciencia participe necesariamente, como en los juegos infantiles. Pero en nuestras sociedades civilizadas, en las que la inteligencia prima y se impone al instinto, muchos adolescentes que ya no saben jugar han olvidado lo que es acabar sin aliento; en cuanto a los adultos, la mayoría de veces son sedentarios.

Con el transcurso de los años, eso se traduce en la pérdida de flexibilidad torácica y la disminución progresiva de la capacidad pulmonar; la menor tolerancia ante las agresiones se presta a accidentes pulmonares y a la esclerosis, que a veces reducen más el campo respiratorio. P.I. Boule relata que en un caso de asma bronquial la capacidad pulmonar de un enfermo sólo era de 2,1 l y la ampliación torácica de 1 cm. Tras un tratamiento, se encontraba respectivamente en 3,6 l y 5 cm. Por tanto, sólo gracias a la toma de conciencia de la función respiratoria es posible evitar esta degeneración pulmonar cargada de consecuencias graves para la salud. Ahora bien, más adelante expondremos un entrenamiento sin el cual no es posible actuar sobre los órganos situados bajo la dominación simpática, las glándulas endocrinas, el hígado, el intestino, etc. La acción de la voluntad sobre la función respiratoria está al alcance del primer venido. Esta posibilidad abre al hombre civilizado, cuyos músculos están atrofiados por la inacción, perspectivas de restitución o perfeccionamiento de la salud de tal riqueza que sólo pueden ser apreciadas a la luz de la experiencia.

La voluntad y la atención conjugadas nos permiten sin educación especial actuar ex abrupto sobre nuestra función respiratoria. Nos quedamos fácilmente sin respirar ya sea conservando el aire en los pulmones o bloqueando la caja torácica tras haber espirado.

Podemos modificar la frecuencia de los movimientos respiratorios que son normalmente de entre 12 y 16 respiraciones por minuto; incluso el neófito puede reducirlos hasta 5 o 6 sin dificultad o llevarlos más allá de los 20.

Tenemos la facultad de fijar el ritmo, es decir, aumentar o reducir el tiempo de inspiración y espiración, aportar todas las modificaciones proporcionales que queramos.

Finalmente, nos es lícito respirar superficial o profundamente, algo que hacemos instintivamente en una atmósfera contaminada o cuando respiramos a pleno pulmón un aire vivificante. Es evidente que estas modificaciones, cuando se vuelven voluntarias y descansan en principios que la experiencia ha validado, sólo pueden redundar en la economía humana. Siempre hemos constatado que es en un sentido benéfico.

Los efectos mecánicos

Todo músculo inactivo se atrofia, toda articulación que no se mueve se anquilosa; es la ley biológica, ineludible. Aunque todos sepan que «la función crea el órgano», pocos son conscientes del carácter inexorable de esta ley. Queremos decir que desde el instante, en el día mismo en el que una función ya no es solicitada, se deteriora. Eso es especialmente cierto en el caso de la respiración.

El atleta, hombre o mujer, en la cumbre de su condición física, respira ampliamente y sin dificultad. La ampliación torácica, que se mide con un metro flexible a la altura de la línea pectoral, alcanza de 8 a 12 cm de diferencia entre la inspiración y la espiración forzadas, según la altura y el peso; el espirómetro que indica la capacidad pulmonar oscila entre 3,5 litros y 8 litros. Estas cifras son inferiores entre un 20 y un 25 % en las mujeres. Se suele constatar que el hombre sedentario apenas llega a los 3 o 4 cm de ampliación y a veces alcanza difícilmente los 2,8 l soplando a fondo en el espirómetro. Dicho de otro modo, los pulmones están escleróticos, las articulaciones torácicas están soldadas y ya no pueden ser movidas por músculos inspiradores y espiradores que se han vuelto deficientes. Mientras que en el caso de los atletas las grandes inspiraciones son fáciles, en el de los sedentarios, son duras y exigen un esfuerzo de voluntad que no es habitual; todos los educadores han observado los accesos de tos, las constricciones desagradables de la tráquea que experimentan en particular los fumadores cuando deben realizar intensas respiraciones a las que no están acostumbrados a causa de una larga inactividad. El sentimiento que tienen de no poder llenar totalmente sus pulmones les hace tocar con los dedos el deterioro físico que les amenaza. Afortunadamente, no es irreversible tal como demuestra la observación antes señalada de un asmático bronquítico que ganó 1,5 l con el espirómetro; podemos obtener observaciones tan prometedoras de todos los profesores de cultura física con alumnos de más de cuarenta años.

La expansión torácica se obtiene mediante ejercicios de reeducación activos y pasivos que competen al kinesiterapeuta; como todos estos ejercicios figuran en diferentes obras, no veo la utilidad de reproducirlos en esta.5 Sin embargo, he indicado ejercicios que pueden acompañar a las respiraciones profundas, cuyo dominio constituye el preámbulo de nuestro método de relajación; no harán sino facilitar su asimilación.

La práctica deportiva adaptada a la edad y el temperamento implica una sobreactividad respiratoria que aporta una importante contribución a la expansión torácica; el jadeo entrecortado por descansos juiciosos sólo puede contribuir al perfeccionamiento de la función respiratoria y el aparato cardiovascular (ejercicio fraccionado).

Las inspiraciones y espiraciones voluntarias óptimas son las que centrarán aquí toda nuestra atención.

Observemos de entrada que en la respiración inconsciente, los músculos que participan sólo son poco o nada solicitados, de allí su rápida atrofia. En la inspiración forzada, entran enérgicamente en juego para ampliar la caja torácica en sus tres dimensiones: anteroposterior, transversal, vertical. Los supercostales, los escalenos y los serratos amplían la caja torácica y permiten que los pulmones se desplieguen; para ello son ayudados por el diafragma, cuya contracción agranda verticalmente el tórax bajando los órganos abdominales y separando los arcos costales abajo y afuera; al igual que el diafragma, este músculo en forma de cúpula agranda el tórax en sus tres dimensiones.

En la respiración habitual, la espiración se realiza sin esfuerzo; la caja torácica vuelve a su posición primitiva mientras que el aire es expulsado por la elasticidad de los pulmones. Por ello, sólo en la inspiración voluntaria los músculos espiradores se contraen. Tras la espiración, los órganos abdominales comprimidos expulsan el diafragma hacia arriba, con el efecto de reducir la dimensión del tórax y expulsar el aire inspirado. Los músculos abdominales: grandes rectos, transversales y oblicuos que ciñen el vientre, entran activamente en juego en las fuertes espiraciones; sin su intervención, el aire viciado no puede ser expulsado completamente.

Volveremos a hablar de los efectos fisiológicos que implica esta movilización muscular, pero subrayaremos ya tres efectos generales que resultan de la acción mecánica de las respiraciones profundas:

- Los músculos cuya contracción activa es solicitada se regeneran y adquieren tonicidad. A medida que ésta aumenta, las inspiraciones se vuelven más amplias, facilitadas como están por el vigor de los músculos.
- La amplitud de los movimientos respiratorios, y especialmente las inspiraciones que se efectúan forzadas, ejercen un poderoso masaje de los órganos abdominales.

- El plexo solar (a la altura del «hueco del estómago»), el plexo nervioso más importante, se beneficia de los movimientos amplios y rítmicos del diafragma, lo que favorece la relajación neuromuscular.

Los efectos fisiológicos

Sabemos que en los alvéolos pulmonares es donde la sangre venosa se transforma en sangre arterial. El enunciado de las cifras que tomaremos prestadas al doctor René Lacroix nos permitirá comprender mejor que una larga exposición la importancia de la función respiratoria: «... (según Aeby) en un milímetro cúbico de tejido pulmonar habrían 250 alvéolos y en todo el pulmón 400 millones de alvéolos. En la inspiración forzada, esta cifra de alvéolos corresponde a una superficie de ciento treinta metros cuadrados ... Cada inspiración hace entrar 500 centímetros cúbicos de aire en los pulmones, es decir: 8 litros en un minuto, 480 litros por hora, 11.520 litros en 24 horas. Consumimos unos 500 litros de oxígeno cada 24 horas. Un litro de oxígeno pesa 1,4 g. Absorbemos 750 g de oxígeno cada 24 horas. En estado de reposo, perdemos un kilo de agua cada 24 horas: 400 g por la piel, 600 g en estado de vapor de agua emitido por la respiración. Para realizar su trabajo mecánico, el pulmón desarrolla en 24 horas una potencia que podría levantar a tres hombres a 110 metros de altura.»

En la respiración inconsciente, estamos lejos de utilizar nuestros 130 metros cuadrados de membrana pulmonar donde tiene lugar el fenómeno de hematosis cuyo papel es oxigenar nuestra sangre, que representa un treceavo del peso de nuestro cuerpo. En realidad, sólo inspiramos medio litro de aire en cada respiración. Para aumentar la ventilación pulmonar, debemos realizar una fuerte inspiración introduciendo en nuestros pulmones aire complementario y espirar a fondo para expulsar el aire que de otro modo queda en reserva; también sabemos que siempre queda en los pulmones un aire residual, alveolar, cargado de ácido carbónico.

Así, la respiración en el hombre que nunca hace ejercicio, ni inspiraciones y espiraciones forzadas voluntarias, siempre queda a medio gas. La sangre parcialmente cargada de desechos se encuentra privada de oxígeno, tanto más cuanto que, según el autor antes citado, «en el momento de la inspiración, es decir en el momento en el que hay más aire en el pulmón», es cuando la circulación de la sangre intrapulmonar es más activa. Más en concreto: la inspiración determina en el pulmón una llamada de aire y un afluente de sangre, condiciones fisiológicas admirables para el hematoma (fijación del oxígeno sobre la hemoglobina de los glóbulos rojos).

El oxígeno, que representa el 21 % del aire inspirado, es vehiculado hasta los confines del organismo por la sangre que baña nuestros tejidos; siempre hemos insistido en la necesidad de tener un volumen muscular suficiente para fijar mejor ese gas vital, pues el tejido muscular se llena de sangre bajo la acción del ejercicio y en especial de la cultura física que desarrolla sistemáticamente los músculos por regiones. El profesor Léon Binet resume así estos procesos de intercambio: «... Existe un flujo continuo de oxígeno entre los alvéolos pulmonares, la hemoglobina de los hematíes, el plasma de la sangre y el de los tejidos; el uso de oxígeno en el organismo es posible gracias a su difusión constante, al estado de simple solución en el plasma (parte líquida) de la sangre y de los tejidos. El grado de saturación de la hemoglobina depende en efecto de la tensión de oxígeno en el plasma, determinada a su vez por la presión parcial del oxígeno alveolar».

Sólo haremos un enunciado sucinto de los efectos fisiológicos de las respiraciones profundas voluntarias que permiten elevar al máximo el grado de saturación de la sangre en oxígeno. Nos reservamos la posibilidad de volver cuando tratemos las aplicaciones de la relajación psicosomática.

1. Acción sobre la fatiga

Es considerable y nos extraña que no haya sido puesta más de relieve en el transcurso del 111 Congreso Internacional de Medicina Psicosomática consagrado a la fatiga. Uno de los factores esenciales de la fatiga es la eliminación imperfecta de los desechos de la combustión muscular, es decir, del ácido láctico, producto de degradación del glucógeno. Ahora bien, las células de los tejidos que fijan el oxígeno que depone la sangre oxigenada (oxihemoglobina) lo restituyen según las necesidades del organismo. La mayor o menor riqueza de ese gas comburente que es el oxígeno es pues lo que condiciona la rapidez con la que el ácido láctico puede ser eliminado. A la que la capacidad pulmonar se vuelve insuficiente, el organismo es lentamente envenenado por los desechos de la combustión; el primer órgano que padece es el hígado, cuya función antitóxica se halla desbordada.

2. Acción sobre la glándula hepática

Los movimientos diafragmáticos de gran amplitud agitan el hígado favoreciendo la expulsión biliar y por tanto el vertido de colesterina en el intestino. Los mismos efectos regulan las funciones del páncreas y el duodeno. Por esta estimulación y la combustión de grasas a la altura de los pulmones (sabemos que el hígado almacena las grasas), la glándula hepática se halla aliviada. Así es como la respiración completa resulta ser el remedio más eficaz para la insuficiencia hepática. Pero los azúcares también son almacenados en el hígado para ser restituidos a los músculos en forma de glucosa; esta función es doblemente mejorada por la estimulación del órgano y la petición de glucosa de los músculos que entran en juego en las respiraciones forzadas.

3. Acción en la combustión de grasas

Recuperando los trabajos de diversos autores, el doctor René Lacroix atrae la atención sobre la importancia del pulmón en la combustión de las grasas: «El pulmón cumple una importante función grasa. Las grasas provenientes de la digestión son conducidas por los vasos quilíferos linfáticos del intestino hasta el canal torácico. Este, a través de la circulación venosa, vierte una masa grasa en las cavidades derechas del corazón. Así, las grasas de la digestión abordan la amplia capa circulatoria pulmonar. El profesor Gilbert y M. Jomier han descrito, en los alvéolos pulmonares, células grasas que poseen todas las características histológicas de las células glandulares. En el transcurso de su travesía pulmonar, la sangre pierde el 10 %o de su contenido en grasas (Roger y Binet). El pulmón detiene las grasas durante su paso, las fija (lipopexia) y las destruye por combustión (lipodiéresis).»

4. Acción sobre el aparato cardiovascular

La sangre venosa contiene más colesterina que la sangre arterial que acaba de ser oxigenada. La sobrerrespiración actúa a nivel del hígado mediante los medios antes citados y a nivel pulmonar por oxidación de las grasas; regulariza el metabolismo colesterolémico. Al librar a la sangre de sus desechos la fluidifica, facilita la circulación, lucha contra la arterioesclerosis que endurece y obstruye las arterias, por consiguiente, previene la arteritis y los accidentes vasculares como el dramático infarto. Por otra parte, los ejercicios de control respiratorio, lejos de cansar al corazón, lo fortalecen y permiten controlarlo; así, una fuerte inspiración seguida de un bloqueo reduce y regula su ritmo.

5. Otros efectos fisiológicos

Sería fácil alargar la lista de los efectos higiénicos de una sobreactividad respiratoria dirigida a voluntad, pero ello nos alejaría demasiado de nuestro tema de estudio. El control respiratorio perfecciona las vías respiratorias, evita y combate las afecciones pulmonares; ello es evidente, pues el tejido pulmonar y los bronquios intensamente oxigenados no pueden sucumbir a la agresión microbiana. La sobrerrespiración regulariza las funciones del bazo, del que sabemos que preside la formación de los glóbulos rojos; las del intestino, mediante las presiones rítmicas del diafragma y la contracción de los músculos abdominales durante las espiraciones profundas; las del sistema nervioso, mediante las interferencias debidas a las conexiones entre el centro respiratorio bulbar y la corteza cerebral por una parte y, por otra, entre el simpático y el parasimpático. Finalmente, la estimulación orgánica, que resulta de la oxigenación intensiva y de la aceleración de la circulación central y periférica. La acción mecánica ejercida sobre el hígado -que al igual que el bazo tiene una función glandular, sobre lo plexos nerviosos- regula el funcionamiento de las endocrinas.

Los efectos psicológicos

Son casi instantáneos. La intoxicación que resulta de una respiración retardada, la de todos los sedentarios (el conductor de un camión de carga también es un sedentario si no hace más que conducir su vehículo), da lugar al cansancio que ensombrece el clima anímico, causando pesimismo, astenia, desánimo. Lo vemos en las salas de cultura física cuando, al final de la jornada, un alumno nos visita sin tener intención de trabajar; dice estar cansado, pero si insistimos y le animamos, después de la sesión esta revigorizado y recupera su entusiasmo; las toxinas de cansancio han sido eliminadas. La metamorfosis es todavía más espectacular tras una sesión de relajación asociada a la respiración dirigida bajo oxígeno.

«La célula nerviosa consume 20 veces más oxígeno en descanso que el músculo. Eso indica la importancia de la respiración completa en relajación, cuando se trata de tonificar, de regenerar un sistema nervioso decaído.» Un esfuerzo cerebral prolongado también es productor de toxinas y la inmovilidad entorpece la eliminación de los venenos retardando los movimientos respiratorios.

Otra observación ha sido realizada por nuestros terapeutas y nosotros mismos: un sujeto hostil a todo esfuerzo muscular, y especialmente a la cultura física que excluye la atracción por el juego (pero no por la competición, pues se trata de pelearse con uno mismo!), siempre pide hacer ejercicio tras una, cura de relajación. Parece que tenga varias motivaciones. El organismo es desintoxicado por las sesiones renovadas de respiración dirigida con oxigenación. Ésta es favorecida por el bienestar que siente el sujeto, y permite una profunda modificación del clima psicológico. La movilización activa de los músculos torácicos y abdominales tiene como resultado, si podemos expresarnos así, «poner el pie en el estribo» para emprender esfuerzos musculares más importantes. Y es que esta movilización efectuada en estado de relajación no exige esfuerzos volitivos tan intensos como la cultura física activa, ni siquiera, como veremos, que la búsqueda de la relajación neuromuscular y de la mente en blanco en los métodos de relajación llamados «autoncentrativos» de los que, por esta razón, entre otras, nos hemos alejado.

Ante el enunciado de estos efectos higiénicos, tanto en el plano físico como moral, corroborados por los trabajos de numerosos médicos, no nos parece razonable descuidar en las disciplinas de relajación este factor esencial que es el control respiratorio. A causa de sus resonancias sobre todos los sistemas funcionales, de ella depende a nuestro parecer la facilidad de acceso al control emocional y orgánico. Pero veremos que estos efectos pueden ser todavía intensificados por la praxogenorrelajación dirigida, que constituye la piedra angular de la relajación psicosomática.

La respiración dirigida en oxigenoterapia

Para empezar, ignoremos las aserciones según las cuales las curas de oxigenoterapia podrían revelarse peligrosas. Supone conocer mal los datos del problema, pues muchos médicos son partidarios de la oxigenoterapia y, que sepamos, ninguno ha criticado las aplicaciones que se realizan en numerosos centros sin objetivo médico. Sin embargo, hagamos una excepción en lo concerniente a los enfermos del pulmón y el corazón, a quienes recomendamos consultar a un médico antes de emprender este tipo de cura; no porque un caudal medio de oxígeno pueda ser nocivo, sino porque los movimientos respiratorios de gran amplitud pueden cansar al enfermo si no son progresivos; en ciertas afecciones, pueden estar contraindicados.

Sin embargo, Binet y Bochet relatan que «los promotores más convencidos de la oxigenoterapia en alta concentración, Evans, Boothby y Fine en los Estados Unidos han obtenido, no sólo entre los enfermos del pulmón, sino también tras intervenciones quirúrgicas, una tolerancia al oxígeno administrado por medio de una máscara hermética durante períodos que oscilan entre varios días y una o dos semanas. Reinhard pudo someter a enfermos afectados de anemia perniciosa a inhalaciones prolongadas de oxígeno de alta concentración, durante períodos de 8 a 20 días, sin observar inconvenientes». Los autores de *L'Oxygenothérapie* añaden de todos modos: «... la inhalación con los medios habituales de oxígeno al cien por cien o a concentraciones elevadas está contraindicada en ciertos casos de depresión respiratoria y especialmente en el estadio de gravedad de la insuficiencia respiratoria crónica y del enfisema hipercápnico.»

No obstante, se trata de oxígeno en alta concentración, y L. Binet y M. Bochet reconocen la inocuidad de una estancia prolongada en aire sobreoxigenado a un nivel del 50 %. Veremos que con nuestras técnicas esta seguridad es singularmente reforzada.

Recordemos que cada respiración corresponde a una absorción de oxígeno y a una eliminación de ácido carbónico. El problema es fácil de plantear, pues se trata de introducir más oxígeno en los pulmones y de expulsar el máximo de ácido carbónico. Para ello, hay que saturar la atmósfera de oxígeno o enriquecerlo.

El oxígeno puro no sólo es utilizado en casos médicos en los que no nos detendremos aquí; a menudo son casos urgentes. En las aplicaciones médicas corrientes, el aire es enriquecido con un 50 o 60 % de 0_2. Estas inhalaciones a menudo son muy prolongadas (tras intervenciones quirúrgicas). El profesor Binet y sus colaboradores han hecho a este respecto la observación siguiente: «Con un nivel del 60 % de oxígeno, observamos todavía los signos que acompañan a la inhalación de una atmósfera sobreoxigenada: reducción del 60 % de la frecuencia respiratoria, apatía y somnolencia, pero esta vez algunos cobayas han tolerado perfectamente una estancia continua en oxígeno al 60 % durante más de treinta días. Varios de ellos han presentado un sensible aumento de peso (del 20 al 30 % de su peso inicial). Han sobrevivido normalmente, sin manifestar ningún problema.» La oxigenación más allá del 60 % es obtenida con la ayuda de máscaras herméticas; hasta ese nivel, se recurre a la máscara o a la tienda de oxígeno, medio este último que exige un caudal elevado para obtener una saturación suficiente y que por ello debe ser eliminado de las instalaciones hospitalarias.

La máscara que aprisiona el rostro no es fácil de soportar; a pesar de una higiene rigurosa, el paciente suele sospechar de su asepsia, de su limpieza. Es aberrante constatar que en ciertos establecimientos se utilice durante períodos de descanso llamadas abusivamente «relajación». En realidad, la máscara es incompatible con una auténtica relajación; es un obstáculo, tanto en el plano higiénico como en el de la quietud psíquica.

Como consecuencia de estas observaciones, hemos hecho construir una cúpula especial de plexiglás cuya transparencia evita que se manifieste un sentimiento de claustrofobia. El interior del cockpit (cockpit de oxigenación) se limpia fácilmente tras cada aplicación, pues, como en el caso de la máscara, ningún mecanismo puede escapar a una asepsia rigurosa. Se ha concebido un dispositivo que permite una llegada directa del oxígeno a la altura de los orificios nasales. Clásicamente, el conducto de oxígeno está conectado a un manodescompresor monobloque provisto de un contador que indica el caudal/minuto y el contenido de la botella (para las aplicaciones de relajación: botella francesa de 3.000 litros). El manodescompresor, muy robusto, se atornilla fácilmente sobre la botella. En su parte inferior, tiene un cubilete humidificador, relevo en el cual el gas se hidrata para evitar la desecación de las vías respiratorias. Se puede reproducir la atmósfera silvestre mezclando en el agua de este recipiente esencias naturales que añaden a los beneficios del oxígeno los de la aromaterapia: esencias de tomillo, romero, lavanda, serpol, etc. El cockpit está concebido para permitir una difusión suficiente de CO_2; ésta tiene lugar gracias a las aberturas realizadas y por drenaje, bajo la acción del caudal de oxígeno; la pequeña cúpula perforada subnasal asegura una saturación superior a la ambiente que permite alcanzar el nivel deseado, entre 40 y 60 % según el caudal, que debe establecerse entre 6 y 8 litros/minuto. Observemos que «el coeficiente de difusión del CO_2 es 25 veces más elevado que el del oxígeno» (Binet). Sin embargo, como nuestro método acorta la sesión de oxigenoterapia, favorece la ventilación y puede permitir un caudal más importante bajo control médico. Un caudal de 8 litros en sesiones de 10 minutos (es lo que recomendamos) permite entre 35 y 40 sesiones de oxigenoterapia por botella.

Nuestro método

Nos ha parecido un sinsentido situar a un sujeto bajo la máscara de oxígeno (salvo por cuestiones médicas) sin enseñarle a respirar, es decir, sin beneficiar a toda su masa muscular del oxígeno inhalado. Efectivamente, sabemos que en la respiración habitual sólo inspiramos y expulsamos 1/2 litro de aire (aire corriente). En la respiración completa, tal como la describimos, inspiramos y espiramos 3,5 litros de aire con cada movimiento respiratorio. Incluso teniendo en cuenta el tiempo de espiración más largo, obtenemos un poder de absorción del oxígeno tres o cuatro veces mayor que el obtenido hasta entonces. No cabe duda que sin esta

73

técnica el oxígeno difundido se pierde en mayor parte en el ambiente; para un caudal igual e incluso inferior, una duración de oxigenación de 7 a 10 minutos fijará más oxígeno en el seno del organismo que en sesiones de 20 a 30 minutos con una respiración todavía retardada respecto a la normal a causa de la inmovilidad del sujeto. ¿Faltaba todavía que los sujetos situados bajo oxigenación pudiesen realizar sin pararse movimientos respiratorios de gran amplitud? Entonces fue cuando creamos la respiración dirigida bajo oxigenación.

La respiración dirigida

Hemos utilizado la grabación sonora en un reproductor de sonido. Sobre un fondo sonoro eufórico, músicas evocadoras de naturaleza, murmullo de un arroyo, cantos de pájaros, etc., el sujeto en relajación recibe en el interior del cockpit todas las directivas necesarias.

La iniciación comporta diferentes secuencias que resumimos a continuación.

El sujeto recibe primero recomendaciones de relajación. Una vez relajado: «Está relajado, respira tranquilamente», etc., se le enseña a respirar alternativamente desde la base y las cimas pulmonares, y después a ligar estos dos modos respiratorios; a continuación aprende a movilizar su diafragma. Finalmente, la educación se centra en la duración de los tiempos respiratorios, inspiración, retención de aire, espiración larga o rápida, etc. Así logra controlar su función respiratoria, es el prólogo indispensable de la relajación que después dominará mucho más rápido.

Una secuencia del método puede ser utilizada para las sesiones de oxigenoterapia. El sujeto, mediante esta iniciación progresiva, alcanza el ritmo siguiente: Inspiración: 12 segundos - Retención: 6 segundos - Espiración: 12 segundos.

Conservamos la inspiración de 12 segundos y la retención que fija el oxígeno y disminuimos a la mitad el tiempo de espiración. Veamos el resultado.

Sabemos que el fenómeno de la hematosis (oxigenación de la sangre) se produce en su mayor intensidad en el momento de máxima dilatación pulmonar. Por tanto, se trata de aprovechar esta indicación para lograr que la membrana sanguínea permanezca desplegada el mayor tiempo posible en el transcurso de los movimientos respiratorios. La prolongación del tiempo de inspiración, la retención del aire en la inspiración óptima, alcanzan plenamente este imperativo. Pero si reducimos a la mitad en relación a la inspiración el tiempo de espiración, expulsamos mucho más rápido el ácido carbónico y beneficiamos a la fase positiva de oxigenación con este acortamiento. No es este el único interés de esta técnica. La espiración más rápida recurre enérgicamente a los músculos espiradores, de los que sabemos que su contracción ejerce importantes efectos higiénicos sobre el contenido abdominal y especialmente sobre la glándula hepática, cuyas vinculaciones con el árbol respiratorio ya hemos desarrollado. Nos queda por examinar el papel que desempeña el ácido carbónico en los movimientos respiratorios; lo haremos tratando de la carboxigenoterapia reservada a las aplicaciones médicas.

La carboxigenoterapia

La expulsión de ácido carbónico en el interior del cockpit de oxígeno no puede ser nociva debido a su alto poder de difusión. Incluso es necesario que en el aire se conserve una cierta proporción situada entre el 1 y el 1,5 %. Y es que el ácido carbónico tiene la propiedad de excitar el centro respiratorio del bulbo, por tanto de favorecer la ventilación pulmonar. Al margen de esta estimulación, que no es indispensable con la respiración dirigida, el C02 ejerce una acción benéfica sobre la hipertensión arterial.

El carbógeno es una mezcla de 93 % de oxígeno y de 7 % de gas carbónico. Por el ácido carbónico que contiene, posee el efecto de favorecer las grandes inspiraciones, compensar los efectos del oxígeno que, cuando es puro, tiende a retardar los movimientos respiratorios por intoxicación del bulbo y a provocar una cierta torpor; pero hemos visto como nuestro método elimina estos inconvenientes.

El carbógeno conserva sin embargo las indicaciones que resumimos a continuación: sus efectos son importantes en la arteritis, es verdaderamente «el alimento de las arterias a las que tiende a restituir su luz; es recomendado para la angina de pecho y las secuelas de la hemiplejia; en asociación con la cura de relajación psicosomática, es un tratamiento aconsejable. Su acción es considerable en las insuficiencias respiratorias crónicas, es un valioso refuerzo de los cuidados médicos: asma, enfisema, bronquitis crónica, esclerosis pulmonar, silicosis; las sinusitis y los resfriados mejoran. Perece que los paramédicos deberían encontrar en las curas de carboxigenación bajo control médico el medio de añadir una nueva rama al abanico de sus actividades.

La pranoxigenorrelajación

La introducción previa a la oxigenación en sesiones de relajación ha contribuido ampliamente a la eficacia de un método ahora aplicado con éxito en numerosos países. Por definición, el sujeto que sigue una cura de relajación es un hipertenso o un asténico; de todos modos, se trata de alguien cansado con ocasionales explosiones de energía o de un sujeto cuyas reservas de vitalidad están agotadas. Aplicando nuestros principios en el establecimiento termal de Vichy, el doctor M. Appercé constató los resultados siguientes en las primeras sesiones:

- El pulso acelerado se retarda y normaliza.
- La tensión arterial tiende hacia cifras medias.
- Las oscilaciones presentan una amplitud mayor.
- El espirómetro mejora claramente y la capacidad vital, muy disminuida aumenta.
- Los signos funcionales respiratorios se enmiendan.
- El estado general se endereza.

Respecto al cansancio, el doctor Appercé concluía en estos términos: «La ansiedad, la irritabilidad y la depresión nerviosa que, asociadas con el cansancio físico constituyen ciertos de esos estados llamados «psicosomáticos», también mejoran con inhalaciones de oxígeno, combinadas preferentemente con la relajación psicosomática.»

Las indicaciones de la oxigenoterapia son tan numerosas que no podemos enumerarlas todas, pero volveremos a abordarlas cuando examinemos las modalidades de su aplicación tanto en el plano social como en el profesional. Ello nos llevará a completar esta exposición con un estudio de la relajación psicosomática colectiva. Al ser la oxigenoterapia parte integrante de ésta, para el especialista no puede ser disociada sin perjudicar la eficacia del método.

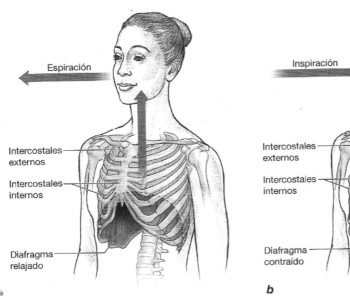

Espiración

Intercostales externos

Intercostales internos

Diafragma relajado

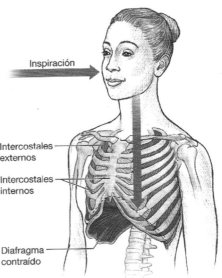

Inspiración

Intercostales externos

Intercostales internos

Diafragma contraído

b

PARTE PRÁCTICA

El control respiratorio

Ejercicio 1: La dilatación de los orificios nasales

No sabe respirar bien si no sabe dilatar sus orificios nasales. El músculo llamado dilatador de los orificios nasales separa la aleta de la nariz de la línea mediana; abre el orificio. Cuando se mira en un espejo, ejercítese antes contrayendo y soltando rítmicamente los dilatadores de los orificios; debe ver cómo sus orificios se dilatan y cierran. Cuando haya dominado este ejercicio, debe acostumbrarse a dilatar las aletas de la nariz cuando inspira; entonces tendrá la impresión de que el aire penetra directamente en sus pulmones sin dificultad; sólo suelte los dilatadores cuando espire, para controlar mejor el aire que se escapa suavemente.

El ejercicio se domina cuando se vuelve automático; cuando inspira, sus orificios nasales se dilatan espontáneamente.

Ejercicio 2: La toma de conciencia de la respiración

Cuando respiramos normalmente no nos damos cuenta y, sin embargo, respiramos entre 12 y 16 veces por minuto. Piense desde ahora que respira. Así, tomará conciencia del poco aire que introduce en sus pulmones con cada respiración. Piense en su respiración varias veces durante el día para aprehender esta verdad: sólo usa una pequeña parte de sus pulmones.

Ejercicio 3: La toma de conciencia durante la espiración

En la posición de relajación, espire a fondo suavemente por la nariz contrayendo enérgicamente, intensa pero lentamente, los músculos abdominales para expulsar completamente el aire viciado de sus pulmones.

Durante este ejercicio, permanezca bien relajado, no crispe el rostro.

Ejercicio 4: La respiración fragmentada (abdominal)

En estado de relajación, inspire suavemente por la nariz levantando suavemente la pared abdominal, pero sin dilatar lo alto del pecho. Después, espire suavemente como en el ejercicio precedente.

Ejercicio 5: La respiración fragmentada (torácica)

En estado de relajación, inspire suavemente por la nariz levantando lentamente la caja torácica pero entrando el vientre. Cuando el pecho esté dilatado, realice otro esfuerzo de inspiración para hacer subir el aire hasta las cumbres pulmonares. Después espire suavemente y a fondo.

Ejercicio 6: La gimnasia y el autocontrol del diafragma

Inspire como en el ejercicio 4, pero conserve el aire. Sin soltar el aire, entre el vientre bastante rápido pero sin brusquedad, dilatando el tórax al máximo. Después, conservando el aire, saque de nuevo el vientre hacia adelante bajando el tórax. Repita este ejercicio hasta seis veces seguidas sin soltar aire cuando se haya acostumbrado. Acabe dilatando el vientre, con el tórax caído, y espire como en el ejercicio 4.

Ejercicio 7: La respiración completa

Inspire suavemente por la nariz como en el ejercicio 4. Cuando sienta que ya no puede levantar más el abdomen, continúe inspirando, pero sin contraer el vientre; levante las costillas, es la segunda fase. Finalmente, en una tercera fase y sin dejar de inspirar, haga pasar el aire hasta la cumbre de los pulmones, haciendo un esfuerzo interno para que el aire se eleve lo más posible hasta la región superior.

Estos tres tiempos en la práctica son indistintos, las tres fases deben sucederse sin sacudidas ni interrupción. Será necesario un tiempo para que la respiración completa sea fluida, suave, uniforme, para que lo haga sin prisa ni brusquedad. Cuando lo logre, significará que su caja torácica es más flexible; sus pulmones se dilatarán con facilidad. La espiración se realiza con total normalidad. Deje que su caja torácica baje por sí misma, mientras que el aire escapa suavemente por la nariz. Sólo al final de la espiración deberá realizar un esfuerzo con los músculos abdominales para poder expulsar todavía más completamente el aire viciado. Ejercítese primero respirando así, lentamente, con regularidad y continuidad antes de abordar los ejercicios siguientes (descripción e ilustración extraídas de La estética corporal).

Ejercicio 8: La toma de conciencia del ritmo

En relajación, con las manos sobre la región inferior del vientre, los dedos sobre el dorso de la mano izquierda, el pulgar debajo, tome el pulso y, mentalmente, ejercítese para sentirlo interiormente en todo su cuerpo contando cada pulsación.

Cuando posea el ritmo, esfuércese por sentirlo del mismo modo, pero con los brazos a lo largo del cuerpo, contando mentalmente según ese mismo ritmo de la sístole; controle periódicamente la exactitud del ritmo volviendo a tornar el pulso.

Ejercicio 9: La respiración rítmica

Inspire como en la respiración completa lo más suavemente posible, contando mentalmente según su ritmo (ejercicio precedente). Admitiremos que no pueda inspirar más cuando haya contado hasta 8. Entonces, espire lentamente contando hasta 8. Practique al menos cinco minutos concentrándose en lo que hace; debe sentir en el interior de sí mismo un ritmo regular, como el de su corazón. Ejercítese para sentir un ritmo cada vez más intenso y perceptible.

Ejercicio 10: Retardo de la inspiración

Siempre según el ritmo, retarde el tiempo de la inspiración más allá de los tiempos precedentes para poder contar con el mismo ritmo durante más tiempo; retarde también los tiempos de espiración. Con el entrenamiento, llegará (mentalmente) hasta 10, 15 e incluso más allá de 20 para la inspiración y de 20 para la espiración.

Ejercicio 11: Inspiración contenida

Al principio, tome un tiempo medio, contando hasta 12 por ejemplo. Inspire contando hasta 12 y contenga el aire contando (mentalmente) la mitad de 12, esto es: 6. Espire después contando hasta 12 y continúe espirando y reteniendo el aire tras cada inspiración. Después, intente prolongar los tiempos, por ejemplo: 16, 8, 16; 16, 8, 16; 16, 8, 16; 16, etc.

Ejercicio 12: Interrupción de la inspiración y la espiración

Como en el ejercicio 11, pero con una interrupción de la respiración tras la espiración, un tiempo igual a la retención de la inspiración. Ejemplo: 12, 6; 12, 6; 12, 6; 12, 6; 12, etc.

Ejercicio 13: El despliegue alveolar

De pie, inspire suavemente, completamente y retenga el aire. Lleve entonces la boca hacia adelante como para pronunciar la letra P, pero apretando los labios. Sople bruscamente un poco de aire oponiéndose parcialmente a su salida, con los labios apretados. Retenga el aire y vuelva a empezar espirando con esfuerzos sucesivos hasta la espiración completa. Repita el ejercicio dos o tres veces y, cuando respire después, tendrá la sensación de que su caja torácica se ha ampliado.

Ejercicio 14: La oxigenación alveolar

De pie, inspire suavemente, completamente y retenga aire. Sin espirar, toquetee suavemente bajo los pectorales, sobre los lados del tórax, con los dedos estirados; conserve el aire entre 6 a 15 segundos y prolongue la duración a medida que se entrena.

Ejercicio 15: La oxigenación muscular

De pie, inspire suavemente, completamente y retenga el aire. Cierre las manos enérgicamente, crispe los puños y, al mismo tiempo, contraiga (endurezca) todos los músculos del cuerpo contrayendo estáticamente todos los grupos musculares: miembros superiores, inferiores, glúteos, abdominales, pectorales, dorsales, etc. Espere de 3 a 6 segundos antes de aflojar la contracción; después, respire a fondo, estírese sobre la espalda y relaje todos sus músculos globalmente. Al principio, conserve la contracción sólo durante 3 segundos y practique este ejercicio una sola vez. Más adelante podrá ejecutarlo también acostado

Nota: practique la respiración rítmica como preámbulo a toda sesión de relajación, un mínimo de 3 minutos. Haga cada día uno u otro ejercicio respiratorio para controlar su función respiratoria. La respiración rítmica debe volverse fluida, uniforme, sin que sus tres tiempos sean discontinuos; sólo habrá controlado su respiración cuando realice el ejercicio permaneciendo perfectamente relajado y cuando sienta en usted el ritmo interior.

El control fluídico

Ejercicio 16:

Respire rítmicamente hasta un mínimo de 12 tiempos y otros tantos para la respiración. Durante toda la inspiración piense intensamente, sin distraer su atención, que introducirá en usted la fuerza ambiente (fluido vital). Después, espirando con suavidad, piense intensamente que expulsa las fuerzas malsanas que pueden ser representadas objetivamente como toxinas de cansancio.

Ejercicio 17:

Respire rítmicamente como antes pero cuente 6 tiempos después de la inspiración durante los cuales conservará el aire inspirado. Conservando el aire, piense intensamente que carga su plexo solar (en el hueco del estómago) de fuerza vital. Debe «sentir» su plexo, experimentar un calor agradable en ese nivel de su cuerpo.

Espire después lentamente y permanezca durante 6 tiempos sin respirar apelando a la fuerza ambiente antes de incorporarla mediante la inspiración. Esta fuerza no es otra que el fluido universal de los ocultistas.

Ejercicio 18:

Proceda como en el ejercicio anterior pero en lugar de cargar el plexo solar, cargue otro plexo, el plexo sexual, por ejemplo, que puede situar al nivel púbico.

Ejercicio 19:

Tras haber cargado un plexo, concéntrese interiormente y, durante la retención del aliento, haga pasar el fluido vital de un plexo al otro. Debe sentir cómo el calor abandona un plexo para transferirse al otro. Aprenda así a cargar todos sus plexos de fluido vital y a concentrarlo más especialmente en uno de ellos.

Ejercicio 20:

Una vez haya aprendido a cargar los plexos, podrá dirigir la fuerza vital concentrada en uno de ellos hacia tal órgano de su cuerpo que desee fortalecer. Le bastará entonces con cargar el plexo del nivel correspondiente y, al haber adquirido el control fluídico, dirigir entonces el fluido del plexo hacia el órgano elegido. De este modo, si piensa que la glándula hepática es deficiente, se la representará interiorizando la imagen mental y respirando rítmicamente; después cargará el vecino plexo solar (epigástrico). Se establece así una corriente entre la fuerza fluídica ambiente, su plexo y su hígado, que almacena esta fuerza.

5. La relajación neuromuscular

La observación de las fieras, de los animales que no son familiares y están todavía próximos a la naturaleza, nos muestra lo que es la relajación muscular: estirados sobre el suelo, dan la impresión de estar totalmente relajados. ¿Que les amenaza un peligro? Inmediatamente se ponen en tensión, listos para saltar o reuniendo fuerzas para huir. Es la imagen misma del equilibrio psicosomático, por consiguiente, de la posibilidad de encontrarse espontáneamente en un estado de relajación nerviosa y muscular absoluta o en ese estado de tensión que corresponde a la vigilancia. En los animales cuya tensión nerviosa ha conservado su integridad, la tensión muscular oscila naturalmente entre estos dos polos, según la situación en la que encuentran; la contracción que observamos como una tensión atenta es un mecanismo de defensa. El animal que no está adulterado por la domesticación reacciona ante el peligro con la descarga de tensión provocada por la circunstancia adversa, instintivamente, ya con el enfrentamiento o la huida. Después recupera su estado primitivo de relajación muscular.

Sin embargo, en el estado de vigilia, la relajación muscular no es absolutamente completa. Los músculos están ligeramente tensos: es lo que se llama el tono muscular que resulta de una contracción tetánica de baja frecuencia. Esta tensión depende de «centros superiores de regulación tónica» que ejercen efectos estimulantes o inhibitorios para lograr el equilibrio entre una tensión insuficiente, la hipotonía, o excesiva, la hipertonía. El estado tónico del individuo, es decir, su tensión muscular y de manera concomitante nerviosa, está sujeto a variaciones; es más o menos estable y en ciertas instancias puede oscilar entre una tensión insuficiente y excesiva. Eso se produce bajo el efecto de un desajuste de la actividad nerviosa refleja, la influencia de factores afectivos y psicoemocionales o de una actividad voluntaria. Tomemos algunos ejemplos:

Hemos visto como se desajustan los mecanismos de control nervioso, ordenados por el hipotálamo, bajo los ataques violentos o los estímulos repetidos de circunstancias adversas y agresiones físicas; subrayaremos de nuevo su importancia en el contexto de la anomalía. Toda la gama de matices interviene en el plano emocional para aportar modificaciones al estado tónico. Imagine un hombre abrumado por dificultades de dinero y cuya naturaleza es abandonarse en vez de reaccionar, y después otro aquejado por las mismas dificultades pero cuyo temperamento incita a reunir sus energías para resolver sus problemas mediante la acción. Es fácil concebir que la tensión toniconerviosa será diferente. Mientras que el primero será víctima de una tensión interiorizada, el segundo podrá liberar la suya en la acción; a condición de que un cierto control le permita alternar los tiempos de actividad y relajación para no agotarse.

La tensión puede ser objeto de un mecanismo inconsciente y, a pesar de ello, ser percibida. Tuvimos a un alumno de una cierta edad, nerviosamente tenso, que nos relató que cuando fue a ver una película cuyo héroe pasaba por momentos peligrosos, sintió dolores fulgurantes en los miembros inferiores cada vez que ese personaje se entregaba a una acción intrépida y peligrosa.

El descanso reduce el tono, pero la concentración en una actividad intensa, física o cerebral, tiende a elevarlo. El actor de teatro, el día del estreno, experimenta una tensión tonicoemocional específica de la dualidad de las causas que, por su complejidad, elevan el tono. Por una parte, participa con todo su cuerpo (expresión del rostro, actitudes, modulaciones de la voz) en la expresión del personaje que encarna; por otra parte, está aprisionado por la ansiedad que resulta de los imponderables inherentes a este tipo de empresa; ¿estará bien en su papel, cuál será la acogida del público, de la crítica? Las consecuencias del éxito y del fracaso fácilmente suputables elevan todavía la tensión interior.

Cuando, bajo la influencia del disfuncionamiento de la regulación nerviosa o de tensiones emocionales frecuentemente renovadas, el tono muscular es anormalmente elevado, este estado, mediante las estructuras reticuladas subcorticales, brota bajo la tensión psíquica; como veremos, las perturbaciones de la función tónica pueden traducirse igualmente en hipotonías, o incluso se observa una complicación de los fenómenos. J.-G. Lemaire, ya citado, muestra bien como estos estados pueden acabar siendo patológicos: «... La función tónica está en el centro del cruce psicosomático en el que se realizan integraciones psicofisiológicas condicionadas, complejas, que pueden ser eventualmente patológicas, pues cada factor psicológico o somático reacciona ante los otros y puede producir verdaderos círculos viciosos mórbidos: a la relajación o a la reeducación psicotónica le corresponde romper este círculo y liberar, descondicionándolas, las potencialidades psíquicas y físicas encerradas por el síndrome.»

El papel de la higiene mental y del control de la función tónica es restablecer estructuras tonicoemocionales normales. Veremos por qué caminos lo logra la relajación psicosomática.

La relajación neuromuscular de aceleración gradual

La experiencia nos ha demostrado ampliamente que la ansiedad, como el miedo escénico, es rápidamente liberada con ejercicios de respiración completa y la «danza del vientre, descrita en nuestros ejercicios prácticos; el doctor Pierre Fournier, citándonos, la utiliza en una obra que ha obtenido una gran audiencia. Esta técnica moviliza el diafragma, actúa sobre los centros nerviosos y libera el tórax de sus crispaciones. Eso se comprende fácilmente si concebimos que el miedo, la ansiedad, bloquean al contrario la respiración. El ejercicio respiratorio que precede en nuestro método a la búsqueda de la relajación muscular aporta pues una importante contribución a la regulación de la función tónica. Cuando interviene esta fase de prospección de las contracturas inconscientes, éstas ya están en parte abolidas.

En el método autoconcentrativo de Schultz, el sujeto que no se ha beneficiado de este preámbulo debe concentrarse en su brazo, en general el derecho, para relajarlo volviéndolo pesado. El pensamiento debe dirigirse pues hacia el brazo y sobre todo mantenerse allí; eso ya es un obstáculo pues esta concentración es en sí misma una tensión; de allí la dificultad para ciertos sujetos de controlar rápidamente ese primer ejercicio. En nuestro método participan principios diferentes. Examinémoslos en detalle.

Un ejercicio que damos al final del capítulo consiste en relajar los rasgos del rostro la noche antes de dormirse. Y es que a nuestro parecer el primer ejercicio de relajación muscular no debe empezar con la búsqueda de la relajación de tal o cual región del cuerpo, sino con la del rostro. El rostro es el reflejo de todas nuestras preocupaciones, pero también el lugar de todas nuestras tensiones. Para hacérselo comprender a nuestros alumnos, les decimos: ¿qué hace un hombre enfadado? Cierra los puños y crispa el rostro en un rictus amenazante. ¿Podríamos concebir que un hombre estuviese enfadado y permaneciese sonriente? ¡Por supuesto que no! El rostro es el cruce en el que se inscriben nuestros estados de ánimo y nuestras tensiones; por ello es lo primero que debe relajarse.

En la secuencia grabada sobre la relajación del rostro, utilizamos especialmente dos medios: la palabra serenidad, que evoca una tranquilidad soberana que nada puede perturbar; la exhortación de la sonrisa que es la expresión de la relajación y la ausencia de preocupaciones: «Sonría interiormente». Como el rostro, las manos son testigos privilegiados; nuestro temperamento, nuestro carácter están inscritos en nuestras manos. Buscamos entonces la relajación de las manos: «Sus manos están relajadas... abandonadas... sus dedos están distendidos...». Después, tras haber remontado a lo largo de los brazos para relajarlos, bajamos desde el rostro y el cuello para relajar «topográficamente» los hombros, la espalda, la región lumbar, la pelvis y el vientre; después, buscamos la relajación de los pies, las piernas, los muslos, alcanzando la pelvis para que se fusionen las partes altas y bajas del cuerpo en una relajación integral.

Como vemos, esta técnica es diferente de las que al principio sólo buscan la relajación de un brazo para extenderla después al resto del cuerpo mediante el juego de las conexiones nerviosas. Por otra parte, se le pide expresamente al sujeto que se deje ir, que no haga ningún esfuerzo de atención que, en un primer tiempo, podría provocar una pérdida del influjo nervioso; la relajación se obtiene por una parte gracias a la síntesis de los medios utilizados (posición de relajación racionalmente estudiada, sobrerrespiración dirigida, vibración eventual) y, por otra parte, por sugestión y música condicionantes.

La relajación topográfica

La pesadez de todo el cuerpo, que para nosotros sólo es una primera fase del control y no su conclusión, se obtiene en cinco aplicaciones, a veces desde la primera sesión. Y es que cada secuencia de 30 minutos comporta además de la educación respiratoria, la búsqueda sistemática por sugestión de la relajación neuromuscular. A medida que transcurre la iniciación, el tiempo consagrado a la relajación de cada región es acortado para que en sólo unos pocos instantes —en las últimas secuencias, o en aquellas con un objetivo particular— la relajación integral pueda obtenerse instantáneamente. Con este método grabado, la presencia del terapeuta no es necesaria; eso hace posible la aplicación en todas las coyunturas. Pero eso presenta otra ventaja. En un método de enseñamiento directo, el terapeuta debe enseñar al sujeto a contraer sus músculos, después a relajarlos uno a uno, y mejor aún, a contraer algunos dejando los demás en reposo. Esta técnica es parte integrante de lo que se llama la conciencia del cuerpo que no es otra, en relación al control tónico, que la posesión del sentido muscular. Ahora bien, el terapeuta mismo sólo puede poseer este sentido muscular si es culturista o atleta completo. Eso merece una disgresión.

Decir a un sujeto: «Vuelva su brazo pesado… relájelo…» mientras se lo levanta, no significa gran cosa si uno mismo nunca ha levantado el brazo con una pesa para darse cuenta de la acción en ese movimiento de la contracción del pectoral y del deltoide anterior, de su papel de freno en la lenta recaída del brazo cuando no están totalmente relajados. Además, hay que saber, esta vez sin pesa, elevar el brazo activando enérgicamente esos músculos antagonistas que son los dorsales y los deltoides posteriores. Sin esta educación que sólo pertenece a quienes han cultivado durante mucho tiempo sus músculos, los han ejercitado y desarrollado pacientemente, no hay control tónico posible ni capacidad de enseñar.

La educación del sentido muscular está llena de sutilidades. La acción tónica, igual que la distensión muscular, deben poder ser graduadas en intensidad como en duración. Eso equivale a decir que el esfuerzo volitivo interviene para hacer actuar un músculo en matices muy diferentes y que ello supone adquirir mediante el entrenamiento la facultad de percibir los mensajes coenestésicos más sutiles; hemos resumido los principios de este entrenamiento en la parte práctica.

La presencia de un terapeuta sin ese sentido muscular (¿cómo iba a poseerlo si no ha cultivado sistemáticamente sus músculos?) sería inútil en este caso pues, ¿cómo explicar lo que nunca se ha sentido? Los culturistas más curtidos, los practicantes de deportes que exigen más sentido muscular, la gimnasia con aparatos, por ejemplo, son los mejor relajados. A veces hemos observado que en la búsqueda de la relajación muscular, de la resolución de contracturas inconscientes, la presencia del terapeuta es inoportuna; lejos de favorecer al sujeto, mantiene su vigilancia; sólo puede ser benéfica en el marco de una psicoterapia analítica aplicada a casos médicos del ámbito neurológico o psiquiátrico; aunque en este caso el método preciso que preconizamos pueda ser utilizado para una aproximación psicanalítica, algo que no ha pasado desapercibido a algunos especialistas:

Los reflejos condicionados de relajación

En esta perspectiva nuestra, los reflejos condicionados de relajación neuromuscular se desarrollan bajo la acción de la sugestión, cuya repetición los hace actuar cada vez más rápido. Controlar la relajación obtenida ni siquiera sería necesario de lo infalible que es, si hacerlo no reforzase la confianza del sujeto en la eficacia del método.

Efectivamente, si levantamos el brazo antes de la aplicación (o la pierna) de un sujeto especialmente tenso, observaremos como, al soltarlo bruscamente, sigue tenso y no cae pesadamente. Una vez acabada la sesión, procediendo de la misma manera, sin advertir al sujeto, constatamos que el mismo miembro se ha vuelto inerte y cae pesadamente. Ocurre así con los diversos segmentos corporales, pero lo que más caracteriza a este estado es la hipotonía general que se manifiesta en un sentimiento agradable de languidez física y torpor mental; esta «lenificación» caracteriza a ese tercer estado entre la vigilia y el sueño que no es otro que la relajación global a la que hemos llegado por vías diferentes de las de los métodos autoconcentrativos, pero más rápidos en la obtención de la resolución de las contracturas musculares inconscientes.

En este estado vecino de la hipnosis, la conciencia no está totalmente borrada sino que es interiorizada. Los ruidos ambientales, los pensamientos extraños e incluso obsesivos, dejan lugar a la beatitud. Se nos podría reprochar que este estado gratificante corre el riesgo de aniquilar en el sujeto las posibilidades de control tonicoemocional e impedirle el acceso a disciplinas más profundizadas que regirían la conciencia. Sería olvidar que en relajación psicosomática, no se trata más que de una fase preparatoria a la acción soberana de la sugestión. Ella es la que preside la reestructuración de la mente; por ella procedemos a la toma de conciencia del cuerpo —con la mediación de ciertos mecanismos— que desemboca en su control. Nos permitirá un estudio exhaustivo de los poderes que confiere nuestra disciplina y que algunos relacionan con los de la hipnosis que abordaremos a continuación.

PARTE PRÁCTICA

La relajación topográfica

Ejercicio 21: Relajación del rostro

«Los ojos están cerrados sin crispación, los párpados caídos sin esfuerzo... la frente está serena... piensa en la palabra "serenidad"... la boca está cerrada pero los labios no están apretados... es como si una sonrisa interior flotase sobre sus labios... mientras que su respiración es ahora.»

Ejercicio 22: Relajación de la cabeza y el cuello

«Su rostro se relaja cada vez más... pero ahora es su cabeza la que pesa mucho... su cuello está bien encastrado... se apoya con todo su peso... mientras que su rostro está relajado... ahora su cabeza, su rostro están completamente relajados... pesan cada vez más.»

Ejercicio 23: Relajación de las manos

«Sus manos están abiertas... normalmente... los dedos están medio doblado... sus manos están relajadas... completamente abandonadas... como su rostro... su cabeza.»

Ejercicio 24: Relajación de las demás partes del cuerpo

«Sus manos están relajadas... inertes... esta inercia sube ahora a lo largo de sus antebrazos que descansan pesadamente... como sus manos... después, la relajación gana sus brazos y sube hasta sus hombros que también descansan pesadamente... esta relajación se une ahora a la de su cuello, y después baja como un fluido benefactor hacia su pecho, su espalda... sus hombros... Su espalda y todo lo alto de su cuerpo se apoyan ahora cada vez más pesadamente... así como

92

sus riñones que se relajan también... Siente que esta relajación... este calor que siente ahora, vuelve sobre su pecho y baja por su vientre... que se relaja... se vuelve caliente... todo lo alto de su cuerpo está ahora relajado. Ahora piense en sus pies... relájelos... suba a lo largo de la piernas... que se relajan... sus piernas están relajadas... pesan mucho... están inertes... como todo lo alto de su cuerpo... esta relajación sube ahora a lo largo de sus muslos que están pesados... y esta relajación se comunica a sus caderas que pesan con todo su peso ... Sus miembros inferiores son ahora pesados, como todo lo alto de su cuerpo.»

Ejercicio 25: El vínculo

«La relajación ha ganado ahora todo su cuerpo que es pesado... inerte...totalmente relajado... La relajación de su espalda... de sus riñones... de su vientre ... se reúne ahora con la de sus muslos, que pesan mucho ... todo su cuerpo es pesado... pesado ... pero está bien... está completamente relajado.»

Nota: esta relajación topográfica de la que sólo hemos dado extractos le permite relajar uno a uno los grupos musculares. Recupere por su cuenta las fórmulas, diga: «La relajación ha ganado ahora todo mi cuerpo, etc.» Con el pensamiento vea cada uno de sus grupos musculares, demórese para relajarlos bien; la sesión le tomará entre 15 y 20 minutos. Pero ahora acelerará el proceso y después podrá ponerse instantáneamente en estado de relajación.

La relajación gradualmente acelerada

Ejercicio 26: La relajación topográfica

Repita la relajación en el orden indicado. Después de un período de entre 20 y 30 días de relajación topográfica, acelere el «recorrido relajante» para, después de otro período de entre 10 y 15 días, lograr hacerlo en menos de 5 minutos. Este plazo es suficiente para desarrollar los reflejos condicionados de relajación que mantendrá después con la práctica regular.

Ejercicio 27: La relajación inmediata

Una vez desarrollados los reflejos, sólo le queda acostumbrarse a relajar sus músculos instantáneamente. Sólo tiene que interiorizar pensando: «me relajo», mientras «siente» su cuerpo relajarse efectivamente, para encontrarse en estado de relajación. Esta relajación que sólo es neuronal no es todavía la relajación integral pero es su vía de acceso.

Nota: abordamos ahora la relajación de la mente en las mejores condiciones. Franqueando un grado superior de la relajación, alcanzaremos un estado próximo a la hipnosis.

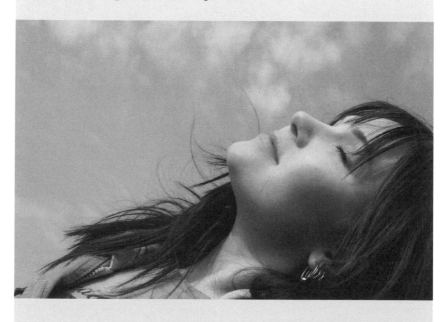

Ejercicio 28: El estado de torpor

En estado de relajación: «Está bien relajado... ahora deja la mente en blanco... su respiración permanece tranquila... no piensa en nada... está bien... pero todo es lejano... Siente su cuerpo volverse todavía más pesado... y el torpor empieza a invadirle... no piensa en nada... El torpor invade todo su ser... se apropia de su cuerpo entero... está bien...completamente inmóvil, su cuerpo pesa.»

Ejercicio 29: La evasión

«Su cuerpo está ahora totalmente embotado... es cada vez más pesado... le parece que está abandonado... pero al mismo tiempo... un sentimiento de ligereza se ampara en usted... su cuerpo permanece pesado... inmóvil... pero se evade de su cuerpo... que permanece inmóvil... mientras que un sentimiento de evasión se nota... ahora le parece que vuela por encima de su cuerpo... que permanece pesado ... vuela por encima de su cuerpo.»

Nota: esta estado preludia el sueño hipnótico. Es una fase más avanzada de la relajación en la que ninguna paratonía subsiste. Esta sensación de ligereza es sintomática de la relajación integral: mientras no se experimenta, no se alcanza la relajación auténtica; entonces debe prolongarse el torpor para lograrlo. En este estado, la actividad orgánica ya está retardada

6. La sugestión en relajación psicosomática

En la relajación psicosomática hay una gran parte de sugestión criticada vivamente por numerosos adversarios que no conocen ni su manejo ni sus recursos. Si sus argumentos pueden ser refutados recurriendo a métodos clásicos, lo pueden ser aún más aplicando nuestros métodos por poco que se quiera examinarlos con una mirada objetiva.

En relajación, privarse de apelar a la sugestión nos parece tan desconsiderado como privarse deliberadamente de la anestesia en las intervenciones quirúrgicas. La sugestión (y la autosugestión) permiten obtener más rápidamente la resolución de las tensiones neuromusculares de lo que pueden hacerlo los métodos concentrativos; profundiza más en lo que hemos definido como un tercer estado.

Se trata, como sabemos, de obtener igualmente en el entrenamiento autógeno «estados auténticamente sugestivos», pero en absoluto de abandonarse pasivamente a la sugestión. Ahora bien, es precisamente la ausencia de esfuerzo concentrativo en la sugestión, tal como la utilizamos, lo que la hace tan eficaz.

Si hemos conservado todo el valor que adjudican a la sobrerrespiración los iniciados de tiempos pasados es porque conocemos el poder del ritmo (ver ejercicios) tal como resulta del balanceo de cabeza que practican los primitivos, o la audición de un ruido monótono con los tiempos rítmicos de la respiración; ello conduce a un estado de torpor, por tanto a un borrado progresivo de la conciencia por la repetición monótona. Por otra parte, la sobreoxigenación favorece este estado; facilitando el monoideísmo mediante el control espiratorio que requiere, hace aparecer los pródromos de la desconexión de la mente.

Charles Baudoin, a cuyos trabajos conviene referirse cuando se trata de sugestión, pone el acento en los afectos sugestivos del control respiratorio citando al doctor Herbert Parkyn, quien «cree que en la acción fisiológica a menudo prescrita de los ejercicios respiratorios hay una parte de sugestión considerable». El autor destaca que eso no resta ningún valor de los ejercicios y que «para alcanzar resultados mejores aún» aconseja reforzar los ejercicios respiratorios mediante la sugestión reflexiva simultánea: «El aire es uno de los elementos esenciales. Estoy respirando profundamente. Sé que eso me hará bien, etc.» La sugestión reflexiva coincide con el principio de Schultz: «Todo mi ser respira», pero podemos deplorar que este último no haya percibido el interés, en relajación, de la iniciación respiratoria previa.

Podríamos reprochar a la sugestión su carácter pasivo y, desde esa óptica, objetar que puede reducir la voluntad, que sólo podría ser eficaz sobre sujetos dúctiles. Tras haber practicado mucho la hipnosis, siempre hemos observado que los sujetos que afirman no poder dormirse son aquellos a quienes se sumerge antes en el sueño. La hipnosis, como la sugestión, exige una larga práctica y mucho entrenamiento. Salvo excepciones, el médico contemporáneo no tiene tiempo de entrenarse con numerosos sujetos para poder convertirse en un excelente hipnotizador; el conocimiento de la técnica dista de ser suficiente para que la influencia sea casi irresistible. De allí la tendencia médica a sustituir la hipnosis por métodos que apelan a medios ajenos al poder del terapeuta (persuasión, autosugestión realizada por el sujeto) y, paralelamente, a negar la posibilidad de inducir la hipnosis a un conjunto de personas, la mayoría de ellas en estados profundo. Sin embargo, algunos médicos cuya sinceridad es evidente no han dudado en reconocer el valor de los empíricos, lamentando la paralización en este ámbito «en veinte años, los progresos conseguidos en el ámbito de la hipnosis han sido especialmente lentos comparados, por ejemplo, con los de la física...».

La influencia que padece un sujeto no depende de su aptitud para resistir a la voluntad del terapeuta, sino al grado de entrenamiento de este último en el arte de ejercer la sugestión. En estudios sobre la voluntad, Abramowssky, tras experiencias concluyentes, mostró que «la energía manifestada por una persona en la vida está en relación directa con la facultad que posee esta persona para sumergirse en un estado de autohipnosis». La verdad es pues todo lo contrario: los sujetos que saben concentrarse mejor, cuya voluntad es menos vacilante, son los que poseen las mejores aptitudes para sentir los efectos de la sugestión y por consiguiente de la hipnosis.

Es lo que se desprende de las conclusiones de Charles Baudoin, quien resume así sus experimentos: «En estos experimentos, se trata que el sujeto inhiba todo lo que pueda el reflejo psicogalvánico. Un ruido súbito (disparo, llamada), una luz brusca, desencadenan tantas emociones como mide el galvanómetro. En una primera serie de experiencias, se le ruega que ceda al impulso; en una segunda serie, se le ruega que resista, que contenga su emoción, que inhiba su reflejo. Después se compara el grado que marca en el galvanómetro el reflejo libre y el que marca el reflejo inhibido. En algunos sujetos, este último es siempre sensiblemente inferior al primero: puede decirse que en estos sujetos la inhibición ha triunfado, que se han dominado realmente ... el sujeto se ha aislado en el pensamiento de la experiencia que desea realizar (monoideísmo), en el pensamiento del éxito, y ha establecido un vacío mental en torno a esta idea. En resumen, se ha sumergido en autohipnosis y concentración. Ahora bien, ocurre que las mismas personas son, en la vida corriente, personas especialmente enérgicas y dueñas de ellas mismas.»

Tal como destaca el autor, «pidiendo que se renuncie al esfuerzo voluntario en el momento de la sugestión, no nos comprometemos del todo a renunciar al esfuerzo en la vida corriente». Observemos de entrada que en relajación psicosomática, utilizamos la postsugestión en la reestructuración de la mente para desarrollar las facultades voluntarias y la actividad ordenada del sujeto. Desarrollando punto por punto los principios de nuestro método en relación a la sugestión podremos responder a las objeciones que la conciernen, por su parecido con los métodos pasivos, en particular con la hipnosis que sólo puede obtenerse mediante el estrechamiento del campo de la conciencia. Pero antes, debemos precisar mediante qué proceso tiene lugar y cómo se obtiene.

Las leyes de la sugestión

La sugestión es la acción que consiste en despertar una idea en el cerebro y darla a conocer como real por las facultades conscientes, o incluso, a imponerla mediante el inconsciente. Existe en nosotros una dualidad psicológica cuyo conocimiento permite comprender el mecanismo de la sugestión.

Nuestras facultades se dividen en dos clases: las facultades conscientes y objetivas: la voluntad, el razonamiento, el juicio, etc., y las facultades inconscientes o subjetivas: la memoria, la sensibilidad, la imaginación, etc. Para que la sugestión pueda darse, es necesario que las facultades conscientes se adormezcan o se borren para dejar lugar a la actividad subconsciente.

En sugestión, eso se realiza gracias a la participación de una aptitud particular que poseemos para aceptar como verdadero, a priori, toda afirmación verosímil. Bernheim, el apóstol de la sugestión, nos habla de esta tendencia inherente al espíritu humano: la credividad, diferenciándola de la credulidad. Así es como se expresa sobre este tema, iluminando los oscuros mecanismos del acto psicológico mediante el cual tiene lugar la sugestión: «La sugestión en el caso en el que se realiza por persuasión, es decir por la palabra, depende de dos elementos: la aptitud del cerebro para aceptar la idea, es decir la credividad, y la aptitud para transformar la idea en acto, es decir la excitabilidad ideodinámica.» M. Dubois se pregunta por qué digo «credividad» y no «credulidad»; las dos palabras no son sinónimas. Esto es lo que digo: «¿Acaso no tenemos todos en un grado variable una cierta credividad que nos hace creer lo que nos dicen?».

«La credividad (dice Durand, de Gros) nos es dada para que podamos creer de palabra sin exigir pruebas racionales o morales. Es un vínculo moral de los más importantes. Sin él, no hay educación, ni tradiciones, ni historia, ni transacciones, ni pacto social, pues siendo extranjeros a todo impulso de este sentimiento, todo testimonio sería para nosotros nulo, y las afirmaciones más vehementes de nuestro mejor amigo anunciándonos con voz entrecortada que nuestra casa se quema, o que nuestro hijo se ahoga, nos encontrarían igual de fríos e impasibles que si se hubiese contentado con decir: "hace buen tiempo" o "llueve". Nuestra mente permanecería fija e imperturbable en el equilibrio de la duda del que sólo la evidencia podría hacerle salir. En una palabra, creer sin la credividad sería tan difícil como ver sin la vista; sería radicalmente imposible.»

Bernheim precisa, por otra parte, el papel de la credividad en la sugestión: «La credividad es pues una propiedad normal del cerebro. Cuando esta credividad se vuelve excesiva es llamada Credulidad». La credividad es fisiológica, la credulidad es un mal. Para que haya sugestión, es necesario que esta idea sea aceptada por el cerebro, es necesario que el sujeto crea. Ahora bien, la creencia resulta de la credividad inherente a la mente humana. Si le digo a alguien: «Tiene una mosca sobre la frente», me cree hasta el más informado, pues no tiene ninguna razón para no creerme. La idea introducida en su cerebro se convierte en una sugestión. Pero si el sujeto acaba por reconocer que le he engañado, habrá perdido su credividad respecto a mí. Y si más tarde intento sugerirle de nuevo la misma idea, ya no la aceptará. La idea ya no se volverá una sugestión.» La credividad es pues una cualidad específica del ser humano gracias a la cual la sugestión es posible.

El ideodinamismo

El inconsciente, agente ejecutor de la sugestión, obedece a una ley psicológica según la cual toda idea, toda impresión, tiende a transformarse en acto. La impresión sensorial se convierte en una idea y ello tiene por efecto accionar las células cerebrales que transformarán en realización efectiva el cliché mental. Antaño creíamos que era necesario inducir a un sujeto en un sueño artificial para que la sugestión fuese posible. Las experiencias de sugestión en estado de vigilia han demostrado que la sugestión sigue siendo eficaz cuando el sujeto no está dormido, a condición de que se reúnan ciertas circunstancias. Para que la sugestionabilidad sea plenamente eficaz, la conciencia debe ceder lugar a las facultades subjetivas, la emoción, la imaginación por ejemplo. En esta coyuntura, la sugestión se vuelve irresistible pues no es compensada de ningún modo por contrasugestiones surgidas del ámbito de las cualidades objetivas. También hay que tener en cuenta dos factores de influencia que, a pesar de una cierta vigilancia, permiten la acción sugestiva: la atención expectante bien conocida por el hipnotizador y lo que C. Baudoin define como la ley del esfuerzo convertido.

La atención expectante es la duda que se infiltra en la mente del sujeto respecto a su capacidad de resistir a las sugestiones que recibe; es una dualidad psicosomática, por una parte la afirmación de que no nos influirán pase lo que pase, pero por otra la voz subconsciente que invalida la certeza: «Y si padeciese su influencia, si sintiese tal o cual efecto...». La técnica de la hipnosis en estado de vigilia descansa sobre esta certeza, a veces inconsciente, del sujeto; busca la obtención de efectos primero anodinos, pero que el sujeto puede constatar, y después de efectos más acentuados que quiebran su convicción de no poder ser influido. La ley del esfuerzo convertido es definida de este modo por el autor ya citado: «El esfuerzo aparece en general en contradicción con la sugestión. Es sobre todo poco afortunado cuando pretende entrar en lucha con una fuerte sugestión anterior. Cuando una idea ha desencadenado una sugestión, en tanto que esa idea domina la mente, todos los esfuerzos que el sujeto puede realizar contra la sugestión desencadenada sólo sirven para activarla... Basta con recordar los ejemplos familiares del ciclista que se lanza sobre una piedra con tanta más seguridad cuanto que hace más esfuerzos para evitarla, del miedo agravado cuando alguien se yergue contra nosotros, etc.»

La intricación de estos factores muestra que todo sujeto puede padecer su influencia, que su voluntad no está de ningún modo en juego. La sugestión es un estado transitorio provocado por el sujeto mismo, o por un tercero, que lejos de afectar las cualidades volitivas sólo puede reforzarlas perfeccionando la aptitud para el monoideísmo que exige la abstracción, por tanto la capacidad de atención y concentración. Aunque la sugestión sea padecida, desarrolla estas facultades mediante la creación de reflejos condicionados que resultan de nuevas conexiones establecidas en este sentido. El sueño explica bien la dualidad psicológica del ser humano. En el sueño natural, como en la hipnosis, las facultades objetivas están en reposo. Así dejan el campo libre a la imaginación que produce una amalgama incoherente de todas las impresiones sensoriales grabadas por el inconsciente y que surgen en ausencia de la vigilancia de las facultades de discernimiento y juicio. La ensoñación en estado de vigilia, que construye «castillos en el aire», procede del mismo principio.

Por tanto, sin estar dormido, pueden reunirse las condiciones adecuadas para el estado sugestivo. El estado particular de la mente en ese momento se explica fácilmente gracias a diversas observaciones obtenidas de las reacciones individuales ante las impresiones sensoriales. ¿Qué pasa en efecto en el teatro cuando, conmovido por una escena dramática, siente cómo la emoción le atenaza la garganta y se le humedecen los ojos? La representación de los actores ha evocado tanto una realidad cautivadora que ésta ha impresionado su imaginación, provocando la supresión de todas sus facultades conscientes que se vuelven incapaces de combatir los efectos de sus impresiones sensoriales. Eso es tan manifiesto que, si en el colmo de la emoción libera su mente de la representación de los actores —en un sobresalto de sus facultades objetivas—, y se percata de que está en una sala de espectáculos, recupera el control sobre usted mismo y se sorprende de su emoción.

Cuando ocupa exclusivamente el campo del pensamiento, toda idea tiende a traducirse en actos según una ley psicológica que Bernheim ha llamado: «ley del ideodinamismo». Pero ello no quiere decir que el proceso por el cual la idea se transforma en acto sea automático; parece que obedece a otro estado de conciencia que le es particular, diferente del sueño. Charles Baudoin plantea como postulado «que la actividad subconsciente es capaz de ser ella misma una invención y una adaptación de los medios a un fin». Cómo explicar de otro modo la adaptación fisiológica a situaciones dadas como la relatada por el autor: «Se trata de un asmático al que un acceso de ahogo despierta sobresaltado, en una habitación de hotel, en el transcurso de un viaje de vacaciones: se despierta angustiado, busca desconsoladamente cerillas que no encuentra. Quisiera aspirar ampliamente el aire salvador: ¿Dónde está la ventana, por Dios? ¡Ay!, estos hoteles de tercera, en los que uno se instala por la noche sin conocer exactamente el lugar! El asma le atenaza, ¡aire, aire! Tanteando, encuentra finalmente una superficie acristalada. No hay pestillo. ¡Qué más da! Rompe el cristal, los trozos caen; aspira la vida con grandes gestos; su pecho se hincha, sus arterias laten menos deprisa en las sienes; se acuesta. ¡Salvado! ... A la mañana siguiente, el hotelero menciona en la nota: por el cristal del reloj roto, 4,35 francos.»

Los efectos fisiológicos de la sugestión

Toda idea tiende a transformarse en acto cuando no padece la acción inhibidora de los pensamientos contrasugestivos. El proceso del acto sugerido se explica fácilmente: con la mediación de los sentidos, el cerebro recibe una idea, es un fenómeno centrípeto; esta idea da lugar a una sensación, es un fenómeno centrífugo. Cada localización cerebral corresponde a una facultad mental o física. Cómo dudar del poder de la sugestión cuando sabemos que todas las manifestaciones de la vida vegetativa están dirigidas por los centros cefálicos. Múltiples efectos del poder de la idea sobre la economía humana son de observación corriente; así, las perturbaciones producidas por fuertes emociones o el miedo provocan diarrea, la alegría estimula el apetito, la pena deprime, la cólera congestiona o vuelve lívido. La fuerza de la sugestión es todavía más evidente en el estado hipnoide. Cuando se dice a un sujeto dormido «usted suda abundantemente», se pone efectivamente a sudar; se obtiene el mismo resultado en estado de vigilia cuando se sabe abolir la vigilancia de las facultades conscientes mediante afirmaciones positivas y hábiles sugestiones.

El doctor Bonjour mostró que «en la mitad de los casos, las verrugas se curan después de una sola sesión hipnótica de dos minutos», pero otros casos pueden parecer todavía más sorprendentes. P.-C. Jagot relata una anécdota del doctor Carl du Prel: «Una mujer se refugió durante una tormenta en un campo de cereales. Cuando un ratón se le subió al vientre, lo golpeó con sus dos manos con tal fuerza que el animal cayó muerto. Dio a luz a un niña que tenía, en el mismo lugar, la imagen de un ratón y rayas de un rojo sangre.» Bernheim cita a un viejo autor que relata lo siguiente: «Un estudiante de derecho que asistía por primera vez en su vida a una operación quirúrgica que consistía en quitar un pequeño tumor en la oreja, sintió el mismo en ese momento en la oreja un dolor tan intenso que se llevó la mano y se puso a gritar.»

Así, la acción de la sugestión puede ser progresiva o manifestarse en el instante en el que tiene lugar. En todos los casos, se revela eficaz. Citemos algunas de las curas realizadas antaño por Bernheim; vemos que guardan relación con numerosas ramas de la patología: psiconeurosis traumáticas, histeria convulsiva, corea, tétanos, afecciones neurasténicas, síntomas de coxalgias, artritis, reumatismos, esclerosis en placas, parálisis, nevritis, flebitis, disentería, etc. Como sabemos, en tiempos de la Escuela de Nancy, se atribuyó a la sugestión el poder de curar la mayoría de enfermedades; pero Lacaso la psicosomática moderna, con las reservas justificadas por los descubrimientos de la psiquiatría, no demuestra la parte preponderante de la influencia del espíritu en la génesis de las afecciones que le atañen?

Conocemos los efectos que ejerce el clima moral en la evolución de los tumores malignos. Una enfermedad que producía daños tan temibles como los del cáncer, la tuberculosis pulmonar, captó la atención del doctor Louis Rénon en relación a los efectos curativos de la sugestión. M. Albert Mathieu, en una comunicación de alto alcance terapéutico general, mostró la influencia de una simple inyección subcutánea de un centímetro cúbico de suero fisiológico, decorado con el nombre de antifisómico», a tuberculosos hospitalizados. La inyección se realizaba en series de cinco a seis días; pero, anteriormente, se había anunciado la aparición de ese suero como un gran descubrimiento. Se habían escogido minuciosamente los casos, se había realizado una observación de los enfermos y, cada día, se anotaban los resultados adquiridos. Superaron todas las esperanzas. Al cabo de pocos días, se observó el retorno del apetito, la disminución de la tos, de la expectoración, de los sudores nocturnos e incluso de los signos físicos pulmonares, todo ello acompañado de un aumento de peso de 1,5 a 3 kg. Todos los antiguos síntomas reaparecían cuando se suprimían las inyecciones.» La última observación nos parece especialmente interesante; muestra que la interrupción de las inyecciones actuaba en sentido contrario en tanto que sugestión, mientras que los resultados podrían haber sido consolidados, incluso deteniendo el pseudotratamiento, gracias a la postsugestión, cuyas posibilidades exponemos en el capítulo siguiente.

En definitiva, es indudable que un terapeuta hábil en sugestión puede obtener curaciones instantáneas en ciertos casos, progresivas en otras instancias, pero el médico aliviará siempre al enfermo y los resultados de su acción se manifestarán más evidentes en cada sesión.

Una objeción que parece fundamental pero que no resiste a un examen es la que consiste en decir que la sugestión atenúa o hace desaparecer los síntomas sin atacar las raíces del mal, que pueden extenderse sin que el enfermo y el médico se den cuenta, en forma de dolores y problemas que por así decir se habrían escamoteado. Respondemos para empezar que en numerosos casos la sugestión podría ser bastante útil; atenuando o suprimiendo el dolor podría sustituir a los calmantes químicos que hacen lo mismo que se reprocha a la sugestión. No es menos cierto que la supresión de los síntomas mediante sugestión debe ser objeto de una gran circunspección.

Al tratar este problema, C. Baudoin llama la atención sobre un inconveniente de la supresión de la fatiga ... En efecto, mediante sugestión uno puede suprimir la sensación de fatiga y cansarse todavía más. Sólo debe recurrirse excepcionalmente a este tipo de sugestiones (por ejemplo, será útil sugerirse que no se está cansado cuando se deba realizar un gran esfuerzo momentáneo; está igual de justificado que recurrir a un excitante y sin duda tendrá menos inconvenientes). En relajación psicosomática, el problema se plantea de modo diferente. El sujeto víctima de cansancio crónico debe dirigirse a un médico que proceda a un examen y a un análisis capaces de identificar una afección grave que sería la causa del cansancio y podría ser tratada según los métodos clásicos. Pero, incluso en ese caso, la sugestión puede aportar una importante contribución al tratamiento médico gracias a la influencia que puede ejercer, bajo las directivas del médico, en la moral del enfermo.

En la mayoría de casos, sólo se trata de problemas menores, de un cansancio que depende más de la lasitud moral que de un desorden orgánico. Son nuevas formas de pensar y comportarse, nuevas reglas de higiene física, alimentaria y mental que la sugestión deberá instaurar paralelamente a la acción específica de la atenuación y la disipación del cansancio. Así, mediante esta doble acción, el sujeto verá elevarse su tasa de vitalidad sin verse amenazado por la posibilidad de no poder responder a los esfuerzos que se le exigen (el ejercicio progresivo es el mejor antídoto contra el cansancio, eleva el umbral en el que este interviene).

Al normalizar el comportamiento en relación a la higiene de vida, la relajación psicosomática también puede encontrar su utilidad en las psiconeurosis y la esquizofrenia; no parece que los especialistas hayan prestado hasta ahora mucha atención a las posibilidades que les ofrecería en este ámbito la sugestión que puede actuar como dinamizante; si la relajación autoconcentrativa es imposible de aplicar a los enfermos mentales, no ocurre lo mismo con los métodos pasivos capaces de recondicionar a los sujetos enfermos en la perspectiva del objetivo por alcanzar. Eso es tanto más válido cuanto que así lo precisa C. Baudoin, quien reconoce a la sugestión una ley de la finalidad subconsciente: «...Lejos de ser una simple represión, la sugestión puede desencadenar todo un trabajo subconsciente, inventivo y creador, orientar una «derivación» o una «sublimación».» El autor concluye muy imparcialmente:

«que la autosugestión o la sugestión, por sí sola, es insuficiente para resolver los trastornos nerviosos, eso está muy claro; que en un gran número de casos, el psicoanálisis se impone, ¿es necesario que diga que estoy convencido?» Parece que los medios de la relajación psicosomática, que participa en la relajación neuronal y la sugestión, estén más difundidos; si bien reconocemos gustosos que ciertos estados conflictivos sólo pueden ser tratados con métodos analistas, no por ello numerosos trastornos nerviosos dejan de beneficiarse de nuestros métodos, aunque sólo sea por la rehabilitación física a la que invitan.

De la pasividad a la toma de conciencia

La repetición de fórmulas para distender los músculos resuelve contracturas inconscientes y desarrolla por sugestión reflejos condicionados, que, gracias a esta repetición, actúan cada vez mejor y más rápido. «Fórmulas clave» como «Me relajo totalmente», «Todos mis músculos se relajan», «Mi cuerpo es pesado como el plomo», intervienen cuando los reflejos están lo bastante desarrollados por su educación «topográfica». La relajación neuromuscular se obtiene espontáneamente, sin esfuerzo.

Estas mismas fórmulas son las que provocan una relajación inmediata sin necesidad de recurrir a la grabación. Basta con que la persona piense «Me relajo», para que se relaje al instante.

Pero Pavlov ha mostrado que los reflejos condicionados, para mantenerse, deben ser ejercitados. Lo serán mediante el juego de esa facultad a caballo entre la conciencia y el subconsciente: la costumbre. La conciencia dirige el reflejo sin que la voluntad deba intervenir y el reflejo se perfecciona mediante la repetición que suscita la costumbre. El ciclo se halla así constituido definitivamente. Es decir, que en todas las coyunturas que implican una hipertonía perjudicial, la persona que puede padecerla piensa «Me relajo» y se halla al momento relajada, por tanto liberada de tensiones, más apta para afrontar las circunstancias adversas que amenazaban su equilibrio. Es un puente lanzado entre la pasividad de la sugestión y la toma de conciencia.

Pensamos que la toma de conciencia sólo debe intervenir cuando los reflejos condicionados se han desarrollado y han sido reforzados por la costumbre. ¿Por qué? Porque la sugestión sólo puede ser plenamente eficaz en ausencia de esfuerzos y adormeciendo la voluntad. Basta con que la voluntad intervenga para que se encuentren anuladas las posibilidades de la sugestión que participa en otro ámbito: el del subconsciente. Buscar esta toma de conciencia sin la pasividad total y la ausencia de toda atención es privarse de los reflejos condicionados, esos valiosos mecanismos que, con nuestros métodos, pueden desarrollarse sin que eso implique cansancio. Sólo cuando estas estructuras subconscientes están bien establecidas sus mecanismos funcionan fácilmente, la toma de conciencia puede efectuarse sin presentar dificultades y sin requerir gasto de energía. Es una ganancia de tiempo preciosa para sujetos cuyo estado requiere relajación y deben controlar rápidamente esta disciplina para mejorar su condición.

La toma de conciencia no requiere entonces ningún esfuerzo voluntario. Las estructuras mentales que han sido constituidas tienen la particularidad de no requerir esfuerzo para que el pensamiento pueda fijarse en un punto preciso, en otros términos, lograr el monoideísmo indispensable para la eficacia de la sugestión. La conciencia, en parte borrada (estado de torpor), mantiene fácilmente en la pantalla de la mente la imagen formada, absolutamente desconectada de las ideas que le son ajenas.

La reestructuración de la mente

En nuestra perspectiva, la relajación psicosomática no se limita al control tónico y a la obtención de efectos fisiológicos; conduce a la higiene mental, tomando este término en su aceptación más amplia, y en la conquista de los poderes psíquicos. Eco supone que puede modificar las estructuras de lo mental cuando son anárquicas, clarificarlas, ordenarlas para situarlas bajo la égida de la conciencia. Eso requiere, primero, tener una visión sintética de la psicología y del comportamiento de los sujetos llamados a ser iniciados en la relajación, y después, cómo actuar en un sentido determinado si se ignora el terreno y las vías que deben tomarse para alcanzar el objetivo fijado. Deberemos pues proceder a un verdadero check-up mental, complemento del médico para analizar las estructuras psíquicas y el clima psicológico. Ciertos casos excepcionales, disociación de la personalidad por ejemplo, son objeto de la psiquiatría o el psicoanálisis; es un ámbito que no nos compete investigar.

Pero la mayoría de las veces sólo se trata de casos menores para los cuales ese especialista es inadecuado y que dependen del impacto moral que provocan las agresiones denunciadas en la primera parte de esta obra o de problemas psicosomáticos ocasionados por una higiene física y mental defectuosa fácil de remediar. La hospitalización y el tratamiento psicoanalítico, largo y oneroso, deben excluirse en el caso de esos sujetos que no son enfermos en el sentido propio del término y sólo necesitan hacerse dueños de su emotividad, su pensamiento y sus pulsiones instintivas.

La psicotécnica, cuyo instigador fue Binet con el test de inteligencia general, toma «la medida. del individuo, identifica los factores dominantes y residuales para precisar la forma específica de inteligencia (Sperman, Holzinger, Thurstone, etc.), mientras que los tests proyectivos tienden a definir la personalidad (Rorschach, Zulliger). Estos métodos, valiosos para la orientación escolar y profesional, permiten precisar el valor de un individuo y prever su comportamiento en un entorno y una situación dadas; el sujeto ocupa el lugar que corresponde mejor a sus aptitudes. El reciclado permanente responde ahora a la objeción fundamental del individuo estancado en la función que le ha sido atribuida, sin poder extrapolar su actividad en otros ámbitos o ascender los escalones profesionales.

La psicotécnica forma parte de una adaptación del individuo a un medio que responde a estructuras mentales. Podemos reprochar a esta concepción que considere al hombre tal como es, y no como debería o quisiera ser; es la negación de la evolución ecléctica. Encontramos el mismo error en un ámbito que nos es familiar, el del deporte, en el que la selección de los sujetos orienta al atleta ligero hacia la carrera de fondo y al coloso hacia el lanzamiento de peso o la alterofilia; mientras que más habría valido para el equilibrio morfológico de estos atletas que los roles fuesen invertidos.

Si constatamos errores de carácter en un individuo, ¿acaso no debemos intentar desarrollar en él un clima psicológico más conforme a la racionalización de sus aptitudes e ideales? La caracteriología, la morfopsicología, la grafología, etc., no hacen más que intentar definir a la persona humana sin provocar una reestructuración de la mente, todavía menos una reforma a menudo necesaria de las disciplinas de la vida; el aspecto físico, por tanto psicosomático y somatopsíquico, sigue siendo desconocido.

Sin embargo, mediante la modificación del clima psicológico, actuando sobre estructuras mentales, se hace posible cambiar el comportamiento; ése es el papel de la psico-morfo-síntesis que hemos integrado a la aplicación de la relajación psicosomática. Sin querer salir de nuestro marco, reproducimos sus principios en su forma lapidaria:

Cada una de las disciplinas destinadas a analizar al ser humano es incompleta. Así, la grafología, o ciencia de la escritura, indica el carácter de la persona pero precisa mucho peor el temperamento que el estudio de las formas del rostro y del cuerpo (morfología). La fecha de nacimiento, o firma planetaria, define las tendencias profundas del ser, las enfermedades que podría padecer, pero no indica tan claramente como las líneas de la mano ciertas conformaciones particulares, el grado de resistencia vital, el componente emocional. Con todos estos recursos se procede a delimitaciones cuya síntesis permite inventariar a la persona, definirla como ninguna de esas ciencias utilizadas aisladamente podía hacerlo… A partir de una psico-morfo-síntesis, se hace posible establecer un planning de recondicionamiento psicofísico que tiene en cuenta:

- El temperamento y las disposiciones del sujeto.
- El sexo, edad y actividades.
- Su condición física, muscular, estética.

- Su estado de salud (mediante examen médico).
- Su carácter y comportamiento.
- Su clima moral.
- Sus insatisfacciones, inadaptaciones, problemas fundamentales.
- Sus complejos y frustraciones.
- Sus deseos, formulados o no, y sus aspiraciones.

El «planning de recondicionamiento físico» da a continuación las directivas para obtener, según el caso, una perfecta condición física, el equilibrio anímico, rejuvenecer, aumentar la vitalidad...sólo a partir de una psico-morfo-síntesis es posible no cometer errores y no perder un tiempo valioso en esfuerzos inútiles cuando uno ha decidido revalorizarse.

Una entrevista previa, indicios simples, pero no engañosos... cada una de las ciencias caracteriológicas permite esbozar un perfil psicológico preciso mediante una acotación y síntesis de los indicios recogidos. Este balance aporta una base sólida a la reestructuración de la mente.

Nos hallamos pues ante una obra pictórica de la que debemos realzar o atenuar ciertos trazos, a veces incluso modificarlos. La educación consciente, apelando a la voluntad, es incapaz de lograrlo, «expulsad a la naturaleza, vuelve al galope...». No ocurre lo mismo cuando se actúa sobre el subconsciente mediante la sugestión; podremos reforzar ciertas aptitudes, afirmar cualidades, minimizar lamentables errores, suprimir nefastas costumbres que parecen redhibitorias para sustituirlas por un comportamiento benéfico. Del mismo modo, podremos ejercer una influencia sobre las tendencias, la emotividad, la afectividad y las necesidades instintivas ya sea para moderarlas, exaltarlas y, a menudo, sublimarlas.

A través de esta síntesis vemos las perspectivas que ofrece la relajación psicosomática: superan singularmente los límites de la relajación tal como es codificada, para constituir un auténtico método de rehabilitación física y mental. ¿Pero tales medios no corren el riesgo de engendrar abusos? La relajación psicosomática responde negativamente a estas legítimas preocupaciones.

Sugestión y relajación psicosomática

El uso de la grabación sonora en relajación y sugestión modifica profundamente los conceptos de estas aplicaciones. La sugestión realizada por un terapeuta no entrenado en la hipnosis es parcialmente ineficaz, ello explica el elevado porcentaje de fracasos adelantado por los médicos; la resistencia más o menos inconsciente de los pacientes y su negativa a abandonarse a la voluntad del terapeuta sólo podrían ser vencidos por un hipnotizador capaz, que por tanto se ejercitase cada día, algo que no puede hacer el médico.

El obstáculo principal a la sugestión directa está constituido por la presencia del terapeuta que quiere ejercer la influencia. Ni siquiera la persuasión logra apartar este obstáculo. Por otra parte, en relajación es inoportuno vencer la resistencia del paciente (algo que puede hacer un hipnotizador hábil), quien debe al contrario abandonarse a la influencia, o mejor, a las directivas y consejos que le son dados.

El dilema es resuelto mediante la relajación psicosomática. El sujeto en estado de torpor no tiene de ningún modo la sensación de que una voluntad quiere suplantar la suya, ni siquiera de otra influencia cualquiera; el conjunto de medios utilizados asegura un perfecto monoideísmo que impide que la conciencia intervenga activamente refutando u oponiéndose a las sugestiones.

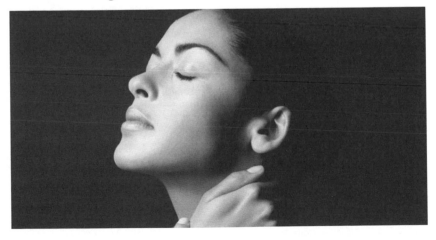

Ya hemos explicado el interés de esta pasividad; afirmamos que los mecanismos a los que da lugar sólo pueden servir a la educación de la voluntad. Nadie puede negar que el desarrollo de facultades como la atención y la concentración refuerza las cualidades positivas, por tanto la voluntad. Ahora bien, para concentrarse deben reunirse energías, como cuando se quiere realizar un acto voluntario; cuantas más energías exija este, más deberán concentrarse las energías disponibles; deberán reunirse en un haz a la manera de un cono con la punta dirigida hacia un lugar preciso (ver ejercicios).

La concentración es un ejercicio difícilmente controlable mediante un método voluntario. Es, al contrario, fácilmente accesible si se utilizan nuestras técnicas. Una vez obtenida la relajación neuromuscular, la mente empieza a ocultarse. Entonces es cuando buscamos mediante la sugestión grabada la acentuación del estado de torpor, que no es una supresión completa de la conciencia, sino un estado de sosiego en el que las ideas se rarifican. En este estadio buscamos la desconexión de la mente, el aislamiento de los ocultistas, durante el cual el sujeto no piensa en nada. No pensar en nada equivale a una concentración, pues implica que ninguna idea parásita ocupa el campo del pensamiento.

Si intenta no pensar en nada en estado de vigilia, tiene muchas posibilidades de no conseguirlo. También intentaremos definir el camino que le conduciría a esta posibilidad mediante nuestro método. Está aislado en el silencio ambiente y la penumbra; sólo una música lejana le es perceptible y una voz persuasiva le invita a relajarse. Después, durante algunos minutos, respirará según el ritmo de la voz que guía sus movimientos respiratorios; una vez dentro del ambiente sonoro, acaparado por las palabras que se superponen, sólo piensa en respirar y eso le aporta un inmenso bienestar. El ritmo cesa mientras la calma se establece en un tema lenitivo acompañado por directivas de relajación que le dispensan de todo esfuerzo; su cuerpo se vuelve pesado; siente que si debiese moverse necesitaría un esfuerzo considerable, pero no tiene ganas, de tan bien que se encuentra. Finalmente, sugestiones de torpor más profunda preceden la búsqueda del vacío mental que, en este estado, se establece rápidamente; permanece impávido, absolutamente relajado física y psíquicamente.

Del vacío mental en el que no se piensa en nada a la concentración en un pensamiento determinado sólo hay un paso que dar. Veremos cómo proceder con la autosugestión. En el caso de la relajación psicosomática, la sugestión, evocadora de una imagen mental exclusiva, se realiza con una grabación. Si le decimos al sujeto: «Su voluntad se fortalece ... se fortalece cada día más...», su voluntad se desarrolla; si le decimos: «Adelgazará... adelgazará cada día más ...», adelgaza. Del mismo modo, si afirmamos a un sujeto ansioso: «Su ansiedad desaparece ... cuando sienta la ansiedad apoderarse de usted, respire profundamente...» Su ansiedad, sea cual sea su razón, se atenúa y desaparece efectivamente.

Esta concentración en la idea sugerida se logra sin que el pensamiento derive de ningún modo. En este estado particular vecino de la hipnosis, la mente es como una cera virgen en la que se imprimirían las imágenes propuestas sin que otras no deliberadas se interpongan.

Las conexiones nerviosas referidas a esta preciosa facultad adquirida en la pasividad se establecen rápidamente. Como en el caso de la relajación neuromuscular, el sujeto que las ha desarrollado puede después concentrarse por sí mismo en la idea que debe sugerirse sin hacer intervenir a la inoportuna voluntad. Este es el estado en el que la toma de conciencia puede realizarse. No se trata propiamente dicho de una vuelta al estado de vigilia, a la conciencia integral, sino más bien de una facultad que se adquiere para dirigir el pensamiento y percibir los mensajes coenestésicos. Mientras, el cuerpo permanece inerte y la mente se halla desconectada respecto al pensamiento liberado que la ocupa en tanto que sugestión.

Las ventajas de la grabación utilizada en relajación

Sólo por esta posibilidad de poder pasar fácilmente de la sugestión en estado de pasividad a la toma de conciencia se justifica el recurso previo a un método que no exige esfuerzo voluntario. Pero otras razones abogan a favor de la sugestión grabada.

Hemos observado que la voz grabada tiene un impacto superior al de la palabra directa. Eco puede deberse a una sonoridad particular de la grabación, pero también a otros factores emparentados con el ámbito mental. No cabe duda de que la sugestión grabada por un terapeuta versado en su manejo es más eficaz que palabras grabadas por una persona sin ninguna experiencia. No parece que se trate del timbre o de las inflexiones de la voz; en una ocasión, un profesional de la dicción grabó una parte de nuestro método. Esta resultó ser menos válida que las secuencias realizadas por nosotros mismos. Con estas experiencias hemos adquirido la convicción de que la grabación conserva una carga fluídica cuya intensidad y poder comunicativos están subordinados a la intensidad volitiva del terapeuta desplegada en los efectos que quiere obtener en el momento en el que la graba; para ser eficaz, su acción debe operarse en una especie de trance, con una intensa concentración.

La grabación no puede ser sospechosa, como la sugestión directa, de afectar a la integridad moral del sujeto sobre el que ejerce sus efectos. Un hipnotizador entrenado puede sumergir a una persona en hipnosis contra sus voluntades. Sin duda no se le podría imponer un acto contrario a su conciencia, pero una modificación progresiva de su intelecto podría llevarle a ejecutarlo. Las grabaciones no permiten obtener inmediatamente un sueño artificial como el de la hipnosis. Esta utiliza un concierto de medios como la fijación de la mirada; el sujeto conserva, como hemos visto, un fragmento de conciencia con el que detectar maniobras deshonestas de las que podría ser objeto. La grabación puede ser controlada en todo momento: por el sujeto eventualmente antes de la audición, por una tercera persona, por el médico responsable, etc.; ello excluye toda sospecha hacia el operador. Esa dependencia respecto al terapeuta que se reprocha a la sugestión directa y a la hipnosis no puede establecerse fácilmente sin su presencia, y tanto menos si la voz de la grabación permanece impersonal. No debe temerse pues una dependencia del terapeuta como en el caso del psicoanálisis, en el que ésta no sólo es observada habitualmente, sino también buscada (transfert afectivo o proyección de los afectos sobre el psicoanalista).

Ocurre de otro modo con los métodos autoconcetrativos: es necesaria la presencia del terapeuta, quien debe dominar perfectamente la técnica psicoanalítica que consiste en utilizar el transfert afectivo con un objetivo curativo para proceder a continuación al contratransfert mediante una actitud frustrante. Ahora bien, ya hemos visto que el problema de la calificación en un ámbito que debe permanecer siendo estrictamente médico es prácticamente insoluble. Finalmente, otra ventaja no menos importante de la grabación es que puede ser adaptada a todos los sectores profesionales sin suscitar ningún problema de aplicación práctica; pero este aspecto ya es suficientemente tratado en los desarrollos de esta obra como para que no debamos insistir en él.

PARTE PRÁCTICA

Los ejercicios de concentración

Ejercicio 30

Lea cada día, durante al menos 5 minutos, una obra médica, filosófica, técnica, etc., de un nivel lo bastante elevado como para obligarle a prestar una gran atención. No deje derivar su mente bajo ningún pretexto. Más adelante prolongue la duración del ejercicio.

Ejercicio 31

Sumérjase completamente en el examen de un objeto. Sólo piense en ello el mayor tiempo posible. Intente prolongar cada día el ejercicio.

Ejercicio 32

Observe detenidamente un objeto. Después cierre los ojos para recrearlo mentalmente. No lo deje alejarse, devuélvalo en seguida al campo de su pensamiento para «verlo» como si existiese realmente. Prolongue cada día el ejercicio.

Ejercicio 33

Piense en una pizarra negra y vea primero sumas de una o dos cifras, el resultado debe inscribirse sobre la pizarra como si no hubiese cerrado los ojos. A continuación, aumente la dificultad con tres cifras y después cuatro. De este modo, realice multiplicaciones y divisiones sin dejar que se difumine la imagen que tiene ante sus ojos.

Ejercicio 34

Con los ojos cerrados, imagine un reloj de campaña y «vea» cómo la gran aguja se mueve lentamente; se mueve a partir de las 12 horas; la ve pasar hasta las 5, las 10, etc., hasta que hay dado la vuelta a la esfera. Cuando domine el ejercicio, esfuércese al mismo tiempo para «oír el tictac del reloj».

Nota: Puede imaginar otros ejercicios de concentración. Debe pensar en una sola cosa y pensar sólo en ella. Debe conseguir no dejar derivar su pensamiento durante al menos diez minutos.

Ejercicio 35

Piense en una persona que conozca perfectamente, después, con los ojos cerrados como para los ejercicios precedentes, represéntela mentalmente. «Vea» su rostro como si lo tuviese ante usted. Esfuércese por verla con sus colores, su expresión habitual y mantenga esta imagen tanto tiempo como pueda en su mente.

Ejercicio 36

Tras haber acudido al cine o visto una película en la televisión, cierre los ojos y «vea» interiormente la película desarrollarse ante usted con todos sus detalles. Practique para hacer desfilar la película cada vez más rápidamente. Para hacer el ejercicio más difícil todavía, vea la película al revés sin dejar un sólo instante que su mente derive.

Ejercicio 37

Rememore una escena agradable de su pasado o un día entero. Debe vivirlos con toda su verdad, como cuando estaba presente, con todas las sensaciones que experimentó entonces; la reminiscencia debe ser alucinante, como en un sueño.

Ejercicio 38

Con los ojos siempre cerrados, evoque una escena que mantendrá en el campo de su pensamiento durante algunos instantes, después, evoque en seguida una escena diametralmente opuesta a la anterior con el mismo realismo cautivador.

Prosiga el ejercicio alternando las dos imágenes entre 6 y 8 minutos.

Por ejemplo, evoque alternativamente una aurora y un cielo estrellado.

Ejercicio 39

Tras dominar los ejercicios precedentes, podrá ejercitarse para crear un vacío mental. Bien relajado, con los ojos cerrados, esfuércese por no pensar en nada. Rechace todo pensamiento que pueda importunarle dejando la mente en blanco. Permanezca en este estado tanto tiempo como sea posible.

Nota: estos ejercicios le harán dueño de su mente, es decir, que podrá pensar sólo en lo que quiera y en nada más. Podrá rechazar a voluntad una idea pesimista o deprimente para sustituirla por un pensamiento dinámico o reconfortante.

7. De la desconexión de la mente a la hipnosis

El estudio del mecanismo de la sugestión constituye una excelente introducción al de los fenómenos hipnóticos. Puesto que el llamado monoideísmo (la ocupación exclusiva del campo del pensamiento por una idea, impuesta o no) tiende a traducirse en acto, es evidente que la sugestión es el medio más eficaz para obtener el estado hipnótico.

El sueño hipnótico difiere del sueño natural en que es provocado por un tercero, que permite todas las alucinaciones sensoriales en la persona inducida en el sueño; sus facultades conscientes son abolidas, obedece a todas las exhortaciones; su credividad alcanza el grado óptimo y basta con sugerirle una idea para verla traducirse en actos. Paralelamente a la sugestión, otros factores de influencia que aquí sólo examinaremos superficialmente participan en la obtención del sueño artificial: el magnetismo, que sólo refutan los teóricos sin práctica, la concentración y la proyección del pensamiento, la fascinación ejercida por la mirada. Braid situaba un objeto brillante a diez centímetros de los ojos del sujeto, un poco más arriba que el campo visual normal, sustituyendo de este modo la mirada fija; así determinaba un cansancio ocular que provocaba la caída de los párpados y el sueño. Donato, un empírico, sumergía bruscamente sus ojos en los del sujeto mirándolo de muy cerca y obtenía un estado de fascinación; el sujeto conservaba entonces los ojos clavados en los suyos y le seguía a todas partes.

Antes de examinar las relaciones que podemos encontrar entre la relajación psicosomática y los estados hipnoideos, describiremos sumariamente estos últimos, que van desde la hipnosis superficial a los estados profundos.

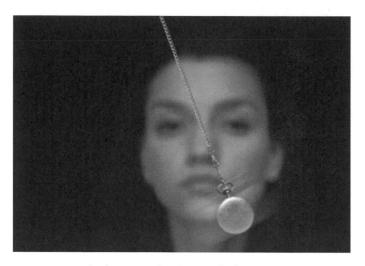

La hipnosis simple (en estado de vigilia)

Antes de alcanzar los estados profundos de la hipnosis, los sujetos pasan generalmente por estados ligeros; sin embargo, sujetos más sensibles a veces se sumergen directamente en estados más profundos; descubrimos a nuestro mejor sujeto mirándolo fijamente en los ojos sin haber ejercido en él anteriormente ninguna influencia; lo habíamos sumergido sin querer en estado de sonambulismo; era capaz de relatar las conversaciones de personas que vivían a miles de kilómetros y cuya existencia ignoraba.

Los estados superficiales de la hipnosis (hipnosis simple) no están claramente caracterizados; como mucho observamos una dilatación de las pupilas, una cierta expresión fija y la palidez del rostro. En estos estados, más o menos acentuados, la persona conserva una gran parte su conciencia y su lucidez. Sin embargo, padece somnolencia, siente una cierta pesadez en los párpados. En un estadio más acentuado, bajo el efecto de las sugestiones (e incluso los pases), los párpados se cierran. En este estadio, los efectos de la sugestión son innegables; se puede impedir al sujeto que habra los ojos, provocar alucinaciones sensoriales, hacerle enrojecer, sudar, insensibilizarlo al dolor, etc. Si seguimos la acción sugestiva, el sujeto se adormece en un sueño más profundo que, según su reacción, se caracterizará por uno u otro de los estados que describimos sucintamente.

El estado letárgico

Se manifiesta tras los estados superficiales mediante una inspiración profunda. El borde de los párpados se estremece, los ojos están cerrados o semicerrados, los globos oculares en blanco. El estado letárgico se obtiene mediante fijación de la mirada, la oclusión de los párpados o la oscuridad súbita cuando el sujeto ya está en estado cataléptico (inversamente, el sujeto en estado letárgico pasa al cataléptico cuando se le descubren los globos oculares ante una luz intensa). En estado de letargia, se obtiene la contractura mediante fricciones que contraen los músculos. Esta contracción se resuelve cuando se excitan los músculos antagonistas. Se observa un debilitamiento muscular y una analgesia subordinada a la profundidad del sueño; el sujeto se queda blando, sus miembros inertes cuando no han sido objeto de excitaciones. La sugestión es imposible en estado letárgico, a menos que vaya acompañada por indicios de sonambulismo formando así un estado híbrido.

El estado cataléptico

Se manifiesta en la inmovilidad acompañada por una contractura. Los ojos permanecen abiertos, la mirada fija, las lágrimas resbalan sobre el rostro. Los miembros conservan las posiciones que se les ha comunicado y se observa una gran flexibilidad articular. Se puede situar al sujeto en posiciones sorprendentes que desafían las leyes del equilibrio. También se puede provocar en el sujeto alucinaciones y desarrollar la realización de actos o impresiones automáticas. La anestesia es total. Hemos visto que la catalepsia se obtiene después de la letargia descubriendo los ojos del sujeto. La letargia vuelve por oclusión de los ojos. El sonambulismo aparece por fricción del vértex (cumbre de la cabeza).

El estado de sonambulismo

Es el observado más a menudo en los estados de sueño hipnótico; ciertos sujetos son sumergidos de entrada en este estado por hipnotizadores experimentados.

Los párpados permanecen cerrados o semicerrados, agitados por estremecimientos. A veces los ojos están abiertos y el sujeto puede parecer despierto, incluso en el sueño más profundo.

En este estado, la anestesia puede obtenerse mediante sugestión y se desarrolla de modo natural, junto a la progresión del sueño. El sonambulismo presenta grados diversos, desde el sueño ligero a los estados profundos: el sonambulismo desarrolla en el sujeto una extrema sugestionabilidad, tanto más manifiesta cuanto que el sueño es más profundo. En lo más hondo del sueño sonámbulo, las facultades conscientes llegan a desaparecer para dejar paso a la hiperestesia de los sentidos y la actividad particular de las facultades subconscientes.

El estado de vigilia, o estado sugestivo, ya es un sonambulismo ligero. En este estado, las facultades conscientes se difuminan y dan paso a las facultades aptas para realizar las ideas sugeridas. Si se prosigue la sugestión de sueño profundo, las características de este estado se acentúan, las sugestiones se cumplen automática y puntualmente. Una manifestación particular de sonambulismo profundo es la amnesia total que se observa al despertar: para la mayoría de los sujetos, el recuerdo de los hechos desarrollados durante el sueño ha desaparecido absolutamente, a menudo incluso no son conscientes de haber sido dormidos. Pero en todos los casos, basta con controlar la amnesia durante el sueño para que recuerde al despertar.

La postsugestión

Se llama «postsugesión» a la acción de sugerir a un sujeto dormido el cumplimiento de un acto en un momento determinado y preciso para cuando haya despertado. En el estado de sonambulismo profundo, las sugestiones pueden realizarse a largo plazo, por ejemplo a un año. Nosotros mismos hemos observado la precisión de los actos así sugeridos. Si le decimos a una persona dormida: «A las tres de la mañana, cuando duerma con un sueño natural, se levantará y dará una vuelta a la cama», el sujeto ejecutará la sugestión, no a las tres y cinco o a las tres menos cinco, sino exactamente a la hora indicada.

La postsugestión tiene lugar con mayor o menor eficacia según el grado de hipnosis, además de en función de los efectos que controla. Por ejemplo, es necesario que un sujeto esté profundamente dormido para que pueda ejecutar un acto ulterior, recayendo bajo la influencia en el instante preciso que le ha sido sugerido. Pero eso no quiere decir que con la sugestión y el método de relajación psicosomática no podamos obtener, incluso en estado de vigilia pasiva, efectos auténticos mediante la repetición de fórmulas apropiadas a los casos considerados.

La hipnosis superficial

Hemos visto lo difícil que es para una persona mantener una imagen en el campo del pensamiento cuando se halla en estado de torpor (que corresponde al estado de pesadez de Schultz) y no han sido desarrollados reflejos condicionados de relajación. Ocurre de manera muy distinta con la sugestión: mediante la síntesis de los medios que hemos expuesto, el sujeto es llevado a ese estado de vigilia pasiva que no es más que el umbral de la hipnosis y que un autor especializado, inspirado en los trabajos del doctor Coste de Lagrave, describía así: «Las facultades cerebrales y la sensibilidad desaparecen poco a poco. Llega un momento en el que la persona todavía no está dormida pero cerca de estarlo. En este estado, no quiere, no siente, no ve, aunque sea capaz de querer hacer abstracción de su voluntada... no se trata de somnolencia, el pensamiento todavía tiene lugar, la persona es capaz de querer, pero hace abstracción de sí misma, de su voluntad, no piensa en nada, aunque no duerma ... este período puede llamarse la vigilia pasiva.. En esta fase de la relajación psicosomática que corresponde al estado de torpor, sin ser el sueño que buscaremos después, la sugestión puede ya intervenir eficazmente.

Puede tratarse de las sugestiones para profundizar los efectos hipnóticos, que podrán se intercaladas o no con fórmulas de sugestión directa y de postsugestión; sugestiones concernientes a nuevas disciplinas de vida, de modificación del clima psicológico, de las acciones sugestivas que actúan sobre las estructuras mentales o las funciones fisiológica. Conviene diferenciar la sugestión con efecto directo de aquella cuya realización tiene lugar después de la influencia ejercida, ya sea porque tiene lugar espontáneamente en el momento indicado, o porque sus efectos sólo se sienten progresivamente. He aquí algunos ejemplos de sugestiones que permitirán comprender mejor el mecanismo; los tomaremos prestados de diversos ámbitos de aplicación, médica, estética, etc.

Si le digo a una celulítica en estado de vigilia pasiva: «Se siente bien ... su sistema nervioso se relaja ... sus carnes ya no están crispadas...», le hago una sugestión que tiene lugar ahí mismo. Pero si le digo: «Desde su despertar... cuando se dedique a sus ocupaciones... no sentirá más esta sensación de pesadez en las piernas que le molesta habitualmente ... la circulación de sus miembros inferiores será muy activa, etc.», le hago una postusugestión que ejercerá sus efectos después de la sesión.

Es fácilmente concebible que cuanto más profundos sean los estados hipnóticos, más intensos serán los efectos. Por esta razón, los métodos que rechazan la sugestión distan de poder ejercer efectos análogos. Si en el estado de torpor de la relajación (estado de vigilia pasiva) es posible, por ejemplo, resolver tensiones neuromusculares, actuar a la larga sobre los metabolismos, influir sobre ciertos órganos, es más aleatorio poder ejercer un efecto inmediato, o conseguir a la larga que un mecanismo fisiológico actúe espontáneamente. Volviendo al ejemplo de una celulítica que debe perder varios kilos, según nuestro método de adelgazamiento psicosomático, intentaremos detener su hambre con tales sugestiones de modo que con sólo sentarse a la mesa su apetito habitual pueda ser detenido. Si queremos, podremos crear un reflejo condicional de acción inmediata del modo siguiente: tras preguntar al sujeto lo que le suele desagradar, por ejemplo pepinos, grabaremos estas fórmulas: «Cuando se siente a la mesa... pensará en pepinos... no podrá evitarlo... desde que despliegue su servilleta, pensará en pepinos... ahora... eso no le dice nada ... está bien ... pero cuando quiera comer... pensará en pepinos ... y entonces sentirá que le invade un ligero asco... y ya no tendrá hambre ... por otra parte, cada vez que sienta hambre ... pensará en pepinos ... y... en ese momento... ya no tendrá más hambre, etc.» No es más que un ejemplo.

En nuestro método utilizamos otros medios que constituyen una síntesis destinada no sólo a detener el apetito actuando sobre los centros de la saciedad, sino también a actuar sobre las estructuras mentales para recondicionar al sujeto en relación a sus costumbres alimentarias e higiénicas. Pero si los resultados obtenidos son tan espectaculares, es porque el sujeto es llevado progresivamente a un grado de hipnosis que lo sitúa en un estado de ligero sonambulismo, de sonambulismo más profundo cuando la sensibilidad en este estado es mayor.

Más allá de la relajación

En relajación psicosomática, el estado de torpor aparece después del primer tercio de sesión que, como sabemos, es de unos treinta minutos. Entonces es cuando intervienen las sugestiones para profundizar el sueño; previamente se consagra una secuencia a esta educación hipnótica. No sólo intervienen sugestiones directas: «Tiene sueño... sueño... se duerme cada vez más profundamente... se duerme, etc.», sino también un fondo sonoro monótono especialmente estudiado para producir una especie de embrujo que desconecte la mente, embote las facultades conscientes y profundice en unos minutos el estado hipnótico; sin darse cuenta, sin ni siquiera intentar resistirse, el sujeto ha pasado del estado de vigilia pasivo a un sonambulismo más o menos superficial.

En la aplicación, los indicios reveladores de este estado son los siguientes: el sujeto ya no oye los ruidos ambientales o no le molestan de ningún modo; ello explica que la relajación psicosomática presente la ventaja de poder ser aplicada en un ambiente no necesariamente silencioso. Se puede observar la fase del sueño en un estremecimiento de los párpados, un profundo suspiro que levanta el pecho, un estado impávido que corresponde a una cierta palidez del rostro. Cuando despierta, parece salir de un profundo sueño; si se le levanta el brazo, este cae pesadamente, relajado del todo. Es importante «liberar al sujeto ordenándole que realice algunas inspiraciones profundas, o también situando un cojín vibratorio bajo los jarretes.

Obviamente, en este estado el sujeto puede ser fácilmente inducido en la hipnosis. Basta con avisarle antes de la sesión; tras las sugestiones de sueño de la grabación, situar la mano derecha muy cerca de su frente, detener el sonido y dirigirle sugestiones de sueño; de este modo puede obtenerse un sonambulismo profundo realizando pases magnéticos de la cabeza al epigastrio; es un método muy valioso para el médico, generalmente poco entrenado, que logrará adormecer a la mayoría de sujetos sobre los cuales hubiera sido incapaz de ejercer una acción directa (método profesional de hipnoforesis).

Sin embargo, sea cual sea el grado de sueño obtenido por grabación, el sujeto se halla situado en un estado hipnótico suficiente para hacer eficaces sugestiones que lo serían menos en el estado de vigilia pasiva que corresponde a la relajación.

Nuestras observaciones y las de los terapeutas que aplican el método muestran que todos los sujetos, mujeres u hombres, presentan los signos de una hipnosis superficial tras la cuarta sesión y en el minuto veinte de la grabación. El sueño se acentúa a medida que transcurren las aplicaciones y tal persona que podría parecer refractaria al principio -manifestando la necesidad de moverse, abriendo y cerrando los ojos, desplazando la cabeza o las piernas, etc.-, acaba por permanecer inmóvil y consigue dormirse. El sonambulismo más o menos profundo es característico del 80 % de los sujetos, tras la séptima u octava sesión, cuando las aplicaciones son de una frecuencia mínima de dos por semana. Ciertos sujetos están en este estado entre la torpor y la vigilia pasiva en el que sin embargo las sugestiones son muy eficaces, una cura prolongada (20 sesiones en vez de 12) desarrolla su sugestionabilidad.

Como prácticamente no tuvimos fracasos en la cura destinada a la restitución del sueño, nos sorprendió descubrir que un sujeto no dormía aún con un sueño natural, tranquilo y profundo tras la octava sesión, pues, en general, el sueño es recuperado en la tercera o cuarta aplicación, a veces a la primera, y de manera definitiva tanto como nos fue posible juzgar; pero este sujeto tuvo una completa satisfacción inmediata después de la novena sesión.

Excepcionalmente se puede constatar que un sujeto no soporta permanecer inmóvil, que se pone nervioso en vez de relajarse; puede acontecer una crisis de lágrimas que libere la tensión. En casos extremadamente raros, se puede sospechar una psiconeurosis, un estado mórbido; si la aplicación se realiza al margen del ámbito médico, conviene no insistir; el sujeto debe ser dirigido a un generalista o médico especializado en métodos de relajación de tipo relacional que, a su vez, le orientará quizás hacia el psicoanálisis si sospecha un grave conflicto neurótico. Eso nos lleva a plantear la cuestión siguiente: ¿es la hipnosis peligrosa?

Tras haber practicado la hipnosis muy a menudo, procediendo a numerosas experiencias como el adormecimiento de sujetos a distancia, que es la experiencia más delicada, nunca constatamos problemas físicos ni psíquicos. Si un sujeto experimenta a continuación una torpor persistente, una ligera náusea, eso sólo puede deberse a que ha sido mal «liberado»; en hipnosis directa, se libera al sujeto de toda influencia mediante pases transversales, soplándole frío en los ojos, y mediante sugestiones de bienestar. Este último procedimiento utilizado en relajación psicosomática es suficiente para que la persona se sienta eufórica tras la sesión. Liberar a un sujeto sólo es indispensable cuando ha sido adormecido con pases magnéticos para inducirle un estado profundo con vistas a experiencias poco habituales: transmisión del pensamiento, videncia, desdoblamiento, etc. Ése no es el objetivo que buscamos con la relajación. Algunos médicos han lanzado un grito de alarma ante los supuestos peligros derivados de la aplicación de la relajación. Ahora bien, la relajación, como hemos visto, no permite obtener estados tan profundos como la hipnosis. Es pues menos susceptible todavía de provocar trastornos por muy ligeros que sean. Además, nos referiremos a lumbreras en este ámbito para refutar estas acusaciones que la mayoría de médicos creen injustificadas. Tras haber subrayado que «el sueño hipnótico normaliza la secreción gástrica, aumenta el apetito, calma los dolores», un especialista vinculado al servicio del profesor Bolulatov, del Primer Instituto de Medicina de Estalingrado, el doctor P.I. Boule declara: «Las investigaciones de Pavlov, Platonov, Bechtereu y sus numerosos alumnos han demostrado que la hipnosis es un estado fisiológico, una forma de sueño normal. La inocuidad de la hipnosis practicada por el médico ha sido establecida. Es evidente que la hipnosis puede dañar como un purgante cuando su uso está absolutamente contraindicado. Hemos utilizado la hipnosis cientos de veces con niños enfermos, mujeres embarazadas o enfermos que presentaban lesiones cardíacas, es decir, personas cuya salud es objeto de una atención particular. Nunca hemos constatado complicaciones utilizando esta terapéutica. No conocemos contraindicaciones absolutas…»

Sin embargo, este especialista precisa que «se desaconsejan totalmente las emociones fuertes tal como son utilizadas en el método autoritario de choque». Pero ¿quién pensaría hoy en día en volver a los métodos de Charcot? En relajación, la influencia es graduada, e incluso en las experiencias de control del ritmo cardíaco de Schultz el corazón sólo puede ser amenazado si se aminora; ¡también lo estaría en un atleta que corre los 400 metros! Si la hipnosis fuese peligrosa, el médico que no la ha aprendido sería más de temer que el empirista que conoce perfectamente sus manifestaciones.

Recordemos que desde finales del siglo pasado la hipnosis no ha hecho más que balbucear. Los médicos contemporáneos o sus antecesores no han hecho sino inspirarse en los trabajos de los empiristas, algo que reconoce un médico de nuestro tiempo de cuya obra reproducimos aquí un pie de página: «Recordemos aquí que tras haber asistido a demostraciones públicas de hipnotismo, médicos célebres se interesaron por los fenómenos hipnóticos. Ése es el caso de Braid, quien empezó sus trabajos tras haber visto las demostraciones realizadas en Manchester por el célebre magnetizador de la época Lafontaine; Freud, por su parte, declaraba haber basado su convicción de la realidad de los fenómenos hipnóticos tras haber visto operar a Hansen. También Charcot fue influido por las demostraciones de Donato.»

Pensamos, sin embargo, que la terapéutica mediante la hipnosis directa debe reservarse al médico, a causa principalmente de la aparición de los síntomas que pueden indicar una afección grave.

PARTE PRÁCTICA

La autosugestión

Ejercicio 40: La toma de conciencia orgánica

En estado prehipnótico, ejercítese conservando un mínimo de conciencia para «visionar» el funcionamiento de cada uno de sus órganos que debe «sentir vivir». Si es necesario, repase las láminas de anatomía para situarlos bien, pero sobre todo debe aprender a sentirlos. Entonces podrá actuar sobre un órgano determinado de dos maneras.

La primera consiste en utilizar el poder interno del ritmo asociando la fase de retención fluídica con la toma de conciencia del órgano sobre el que desea actuar. Ecta acción del pensamiento no es una acción voluntaria sino una especie de influencia interna cuyo mecanismo descubrirá rápidamente; se compone a la vez de relajación, supresión extrema de la conciencia y conservación del deseo de realizar la acción determinada.

Así podrá ejercer acciones calmantes, tonificantes o estimulantes sobre su corazón, hígado, intestino, glándulas endocrinas, órganos sexuales, etc. También puede desarrollar calor en la parte del cuerpo que le plazca, descongestionar y refrescar su cabeza, descongestionar los órganos profundos, o el cerebro tras un trabajo intelectual prolongado, etc.

Ejercicio 40 bis: La impregnación del subconsciente

La segunda manera consiste -en estado prehipnótico cercano a la hipnosis- en mantener una imagen cautivadora de realidad durante el tiempo suficiente en el campo del pensamiento para que impregne el subconsciente sin por ello tener que ejercer una acción voluntaria. De aquí la utilidad de los ejercicios de concentración que hemos indicado. La eficacia de esta técnica se verá reforzada si después uno se sumerge en la hipnosis. Puede crear una imagen mental adecuada a sus desiderata si debe cumplir una acción determinada, desea verse actuar como desearía, quiere desarrollar una facultad (por ejemplo la voluntad «visualizando» en la pantalla de su pensamiento frases como: «Tengo una voluntad inflexible…nada resiste a mi voluntad…», o incluso ejercer su acción sobre una región de su cuerpo, para atajar el dolor, disipar el cansancio utilizando fórmulas apropiadas.

La duración de la autosugestión no debe ser inferior a 10 minutos pero, claro está, será más eficaz si es prolongada. Antes de sumergirse en el sueño, si piensa que se despertará a una hora determinada, se despertará en el minuto preciso que había fijado. Si hubiese decidido dormir y debiese permanecer a la defensiva, el menor ruido le despertaría.

La postsugestión

Ejercicio 41: El efecto inminente

Reforzará el efecto de autosugestión intercalando en las fórmulas sugestiones que deben realizarse a corto plazo. Por ejemplo, para profundizar en el sueño hipnótico: «Tengo sueño... me duermo profundamente... pronto ME DORMIRÉ todavía más profundamente.»

Ejercicio 42: El estado diferido

Es una sugestión que tiene lugar en un futuro más o menos lejano. Tomemos el ejemplo de un atleta que se halla a una semana de una importante competición. En los días precedentes puede autosugestionarse según las fórmulas anteriores y además utilizar la postsugestión. Lo hará del modo siguiente, suponiendo que se trata de un corredor: «Cuando salga, me sentiré en plena forma ... sentiré una fuerza extraordinaria... estaré seguro de ganar la prueba... ganaré fácilmente.» Podría tratarse del miedo del actor antes de salir a la escena: «Cuando salga al escenario estaré seguro de mí mismo... no tendré miedo ... si sintiese invadirme el miedo ... inspiraría profundamente y cesaría inmediatamente.» En este último ejemplo desarrollamos un reflejo condicionado; la desaparición del miedo está relacionada con la respiración. Es el mismo mecanismo al que recurre el acto que toca un fetiche antes de llegar al plató.

8. De la relajación psicosomática a la autohipnosis

La cura de relajación psicosomática equilibra manifiestamente las funciones corticales y el simpático. El hipotálamo recupera su estabilidad y tiende a regular el funcionamiento de las glándulas endocrinas por su influencia sobre la hipófisis. Así como el estrés producido por el ritmo corrosivo de la sociedad ha alterado los mecanismos de control nervioso, la cura de relajación psicosomática, al liberar el psiquismo de sus tensiones, les restituye su capacidad funcional. Esta acción es especialmente evidente entre los insomnes. Sin que ni siquiera hayamos hecho intervenir una grabación específica, desde las primeras sesiones consagradas a la relajación neuromuscular el sueño se dirige a dejar la mente en blanco. Los métodos adicionales que refuerzan los efectos psíquicos, aumentando el tono, participan sin duda en esta recuperación que, de otro modo, sería menos rápida.

En este estadio de nuestro método en el que el torpor linda con la hipnosis, nos encontramos al nivel del entrenamiento autógeno de Schultz con todas las posibilidades, pero también todas las limitaciones, de los métodos de autoncentración. Las tensiones tonicoemocionales controladas han provocado la relajación neuromuscular; el cuerpo está pesado y no se trata de una impresión subjetiva, pues si se levanta el brazo, cae pesadamente. Este estadio, para nosotros elemental, es obtenido en menos de 15 sesiones mediante relajación psicosomática; corresponde a una relajación auténtica pero nada exhaustiva; debemos superarotras etapas.

Schultz propone, a partir del estado de pesadez, abordar lo que titula «el ciclo superior», considerando el entrenamiento autógeno como «un instrumento para abordar problemas existenciales fundamentales». Tal como precisa el autor, su método «se convierte en un trabajo asimilable al trabajo analítico clásico» y estima «que la duración del control completo del ciclo superior es de 3- 4 años, duración comparable a la de un tratamiento psicoanalítico». Se concibe que ante esta perspectiva la mayoría de personas que desearían profundizar en las posibilidades que ofrece la relajación se desinteresen de ellas y busquen otras disciplinas menos exigentes... y menos onerosas.

Efectivamente, el ciclo superior de Schultz se parece más al autoanálisis, a la instrospección interpretativa, que a una auténtica toma de conciencia de las estructuras mentales y de la posibilidad de orquestarlas para poder equilibrarlas; o al menos esta disciplina sólo es abordada posteriormente. Nos cuidaremos de pisar el terreno del psicoanálisis, que sólo interesa en casos aislados cuya gravedad justifica la longitud del tratamiento.

Recordemos que nuestro método descansa en el desarrollo de reflejos condicionados de relajación con la exclusión de todo esfuerzo concentrativo. Se distingue en esto de los métodos autoconcentrativos (Schultz, Jacobson). En este sentido, hemos tenido la posibilidad de acceder a poderes que el profano consideraría supranormales pero que consideramos como el desarrollo de aptitudes normales, explotación de virtualidades que sólo piden ser desveladas. Sin embargo, esta óptica sólo puede concebirse a través de la toma de conciencia del mundo astral y los fluidos que nos rodean. Es un ámbito que no exploraremos aquí, estudiándolo ampliamente en otras obras de iniciación ocultista. Digamos, en resumen, que poseemos varios cuerpos, entre ellos el llamado cuerpo astral, que puede volerse perceptible en ciertas coyunturas y gracias a médiums. Las experiencias de exteriorización realizadas en el hospital de La Charité desde 1893 por el doctor Luys y referidas en Los anales de psiquiatría demuestran la realidad del desdoblamiento. He aquí referidas por P.C. Jagot las declaraciones del doctor Sicard, que asistió a estas experiencias y las controló: «Hemos visto muchas veces, en el laboratorio de La Charité, al señor Luys repetir las experiencias de exteriorización de la sensibilidad... ha podido obtener; por medio de una fotografía, la relación sensible a treinta y cinco metros, es decir, que a esta distancia el sujeto ha sentido pinchazos realizados sin que lo supiese sobre su imagen.»

Hemos obtenido habitualmente exteriorizaciones de la sensibilidad en numerosos sujetos sumergidos previamente en sonambulismo. Estas experiencias nos han confirmado nuestra convicción en el poder psíquico de la voz grabada cargada de intención sugestionante; libera sin duda, como la foto, el fluido del que está impregnada. Es verosímil que el cuerpo fluídico se transporte a distancia y se reintegre en el envoltorio carnal. Del mismo modo, cuando admitimos el fenómeno, emitimos y recibimos pensamientos mediante un intercambio fluídico. Por otra parte, estamos constituidos por ese fluido que nuestro pensamiento puede concentrar y dirigir sobre tal parte de nuestro cuerpo donde, a modo de soporte, incorporará nuestro pensamiento para actuar en función de su naturaleza e intensidad. Además, este fluido puede ser dirigido al exterior de nosotros mismos para ejercer los efectos de nuestro pensamiento sobre nuestros semejantes y, en una cierta medida, sobre los acontecimientos (doctrina ocultista).

La evasión fluida

Profundizando en el estado de relajación, por los mismos mecanismos accederemos fácilmente a estos poderes que serán, respecto a la relajación, lo que la maestría al grado de aprendiz en la masonería. No cabe duda para ningún experimentador de que las sugestiones realizadas a un sujeto en estado de vigilia o en hipnosis simple se realizan con menos facilidad y claridad que las realizadas con el sujeto en estado de sonambulismo. Ahora bien, la misma diferencia puede ser observada entre métodos de relajación que no buscan la supresión de la conciencia, y los estados en los que se halla casi abolida o completamente oculta. Además, las acciones psicofisiológicas, como la búsqueda de estados a la vez más sutiles y más profundos, sólo podrán ser obtenidas en un sueño más acentuado, en el que la conciencia borrada dejará libre la vía de acceso al subconsciente. Pero debemos proceder a esta búsqueda mediante una progresión que nos permita alcanzar la autohipnosis en etapas progresivas, para descubrir la linde situada en los confines de la conciencia, justo antes de que se oculte; pues así nos beneficiaremos de las posibilidades de la hipnosis sin por ello privarnos de la conciencia, clara directora de los poderes que deseamos ejercitar.

La cura de relajación psicosomática comporta esta educación refleja; conduce al sujeto al umbral de la hipnosis, donde lo adormece; podemos profundizar en este estado pasando secuencias que desarrollan los mecanismos del adormecimiento. De esta manera el sueño será lo bastante profundo como para que las sugestiones grabadas en otras secuencias sobre casos específicos tengan una eficacia máxima. Sin embargo, aconsejamos que además de conservar esta posibilidad de sumergirse en la inconsciencia se intente dominar el estado de desconexión para poder medir la evanescencia. Mediante este entrenamiento posterior al aprendizaje pasivo se hace posible sumergirse en el sueño y regresar a esa frontera de la que hablamos y que todavía no es el sueño, conservando el control de la operación. Se logran así en pocos minutos varias idas y venidas entre la vigilia y el sueño. En esta linde de la conciencia, la relajación es total, más profunda de lo que puede lograrse desde el principio con la concentración. Basta entonces con no pensar en nada (ver ejercicios) y permanecer así para sentir que a la sensación de pesadez del cuerpo —la primera etapa— le sucede una liberación real acompañada de un sentimiento de ligereza: es el cuerpo que se desdobla.

Renovando frecuentemente la experiencia se siente que este desdoblamiento se acentúa; con entrenamiento ocurre en unos instantes. Se reconoce este estado por la impresión de que el cuerpo yace abandonado, parece que se vuela por encima de él y se vuelve como extranjero. Refutamos por adelantado las afirmaciones según las cuales estas experiencias podrían llevar a la disociación de la personalidad. El vínculo con el cuerpo carnal siempre es fácilmente mantenido y es posible reintegrarse a él con un esfuerzo volitivo ínfimo, un simple deseo. El interés de esta experiencia es asegurarse un control absoluto de las facultades (consciente e inconsciente), pero sobre todo obtener una relajación totalmente integral; relaja mejor los mecanismos del espíritu de lo que puede hacerlo la pesadez de la primera fase, y reduce más eficazmente las tensiones neuromusculares. A partir de esta experiencia, se hace posible acceder a poderes cuya descripción desborda nuestro tema, limitado a la relajación.

La toma de conciencia

A partir de esta maestría que lanza un puente entre la relajación propiamente dicha y la hipnosis conviene proceder a la toma de conciencia. Esta exige que se dirija la atención sobre estructuras internas para asegurarse el control orgánico y psíquico. La toma de conciencia puede efectuarse en los últimos momentos de la cura, en la consulta del relaxólogo o en casa tras las sesiones que comporta (de 12 a 15).

La relajación topográfica tiene una duración de unos 15 minutos, ello puede parecer insuficiente para cada región del cuerpo, pero sería ignorar los principios del método. La repetición desarrolla los reflejos de relajación. Es decir, que el itinerario corporal, adoptado de una vez por todas, será recorrido con bastante rapidez, pero a fuer de emprenderlo ya no será necesario prestarle atención; la marcha será cada vez más rápida y pronto el recorrido relajante se realizará en 10 minutos, después en 5 y finalmente, una vez creado el automatismo, bastará con pensar: «Me distiendo completamente», para que el cuerpo se abandone. Cuando se haya alcanzado esta fase, tras entre 12 y 15 sesiones, se busca el torpor, después el sueño y los estados que lo preceden. Observemos que el hecho de no demorarse en relajar una sola región del cuerpo, por ejemplo el brazo, evita moviliiar intensamente las fuerzas concentrativas y realizar un gasto nervioso perjudicial; permanecemos pues fieles, sin recurrir siquiera a la grabación, a nuestros principios de relajación pasiva.

A partir de esta relajación deben intervenir las fórmulas que incrementan el estado de torpor y después las autosugestiones de sueño hasta que su profundidad se acerque a la hipnosis, pues sólo en este estadio efectuaremos un toma de conciencia. Para acentuar estos efectos, disponemos de la autosugestión directa: «Mi cabeza se embota... la torpor me invade ... cada vez más ... todo se vuelve negro ... tengo sueño... sueño... todo está negro... Ya no tengo ganas de moverme... mi cuerpo es pesado como el plomo ... todo está negro ... pero estoy bien... cálido...»; Después, la postsugestión influirá al psiquismo casi inmediatamente y, finalmente: «Dentro de poco ... me sumergiré en un sueño todavía más profundo ... todo se volverá todavía más negro ... más negro ... el sueño me invadirá irresistiblemente... cuando diga «sueño»... dormiré todavía más profundamente ... SUEÑO ... SUENO ... SUERO... etc.»

Esta fase corresponde a un estado fácil de reconocer. No se tienen tantas ganas de mover, se siente uno bien; parece que si se quisiera levantar un brazo o una pierna, debería realizarse un esfuerzo considerable para lograrlo. El cerebro está como entre un bruma y ninguna idea cruza la mente en reposo; sin embargo, no se está cortado del mundo exterior; los ruidos son perceptibles pero los escucha sin que le importunen; el oído es mucho más sutil y se pueden percibir sonidos que no se oirían en estado de vigilia. En este estado, sin que sea necesario buscar un desdoblamiento, sino en el umbral del mismo, se efectúa la toma de conciencia. Esta operación es la que nos llevará al control de la mente y el cuerpo.

El control de la mente

Así, sin esfuerzo volitivo, progresivamente, llegamos a lo que Schultz ha denominado «la desconexión de la mente», que no es otra que el aislamiento o vacío mental de los ocultistas. Pero la terminología importa poco. En este estado, enormemente facilitado por un fondo sonoro especial de nuestro método, nos encontramos como una persona extraña que afrontase su mente. La visión interior puede manifestarse espontáneamente y revestir aspectos diversificados, como, por ejemplo, el de un cielo azul, o al contrario de un azul nocturno que pude evocar el espacio. Puede ser una pizarra negra en la que los pensamientos se inscriban gráficamente o aparecer en forma de imágenes, o incluso una extensión verde como puede serlo un césped inglés; excepcionalmente, en estado de relajación, se formarán manchas naranjas o rojas que corresponden a estados de excitación, por tanto de tensión. En esta visualización, el sujeto tiene interés en ir en el sentido que le es perceptible, y no a contracorriente; quien «vea mejor el negro, considerará que se halla ante una pizarra negra y profundizará en el negro cada vez más.

Al principio, puede que se permanezca en blanco. Si la conciencia no se ha reducido lo bastante (ver ejercicios), puede que incluso empiecen a aparecer ideas inoportunas pues la mente tiende a vagar. Entonces debe «visualizarse» interiormente el vacío de la mente y actuar de cerbero, expulsar sin piedad todo pensamiento extraño que pueda invadir este vacío. Es bastante fácil desde el momento en el que se considera que pasa un cierto tiempo, cuando se controla la mente, entre el momento en el que aparece el pensamiento y en el que puede ser percibido en todo su vigor por la conciencia. Además, desde que empieza a formarse en la pantalla interior un pensamiento que puede traducirse en una imagen, debe crearse un vacío, «apartarlo». Como vemos, es lo contrario del mecanismo de la concentración pero, paradójicamente, esta disciplina del vacío mental constituye un excelente ejercicio de concentración.

La práctica de la hipnosis exige desarrollar al máximo la facultad de concentración (algo que olvidan hacer los hipnotizadores modernos y la mayoría de los médicos interesados), en otra obra hemos dado todas las directivas para un entrenamiento muy avanzado relativo a la concentración y los procedimientos asociados. Sin embargo, nos entretendremos en esta facultad de la que se desprende la toma de conciencia. Mientras que el vacío mental es una concentración que ocupa el campo del pensamiento de una manera algo difusa, que consiste más bien en una defensa frente a las ideas parásitas, la concentración es una movilización del pensamiento con vistas a reunir en un haz toda la energía psíquica disponible para ponerla al servicio de una operación mental, ya sea una imagen un pensamiento, o una intención, lo que viene a ser lo mismo.

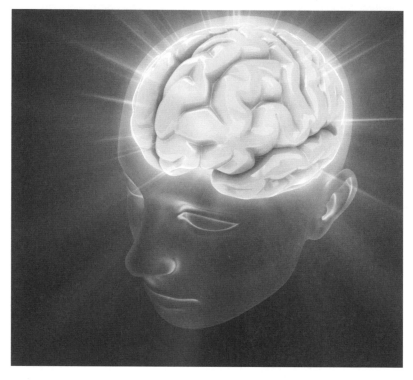

Un ejemplo hará comprender mejor la diferencia que puede existir entre esos diversos estados que son el pensamiento no controlado, el vacío mental y la concentración. Si un día de sol toma una lupa y la interpone de cualquier modo entre el sol y la palma de su mano, ésta será mejor iluminada que de costumbre: es la mente ocupada sin más; pero si intenta reducir el radio, podrá concentrar la luz sólo en su mano, es una concentración mediana, la del vacío mental que elimina todo lo que está fuera del campo del pensamiento; finalmente, si alejando la lupa, reduce el haz en un punto, tendrá un punto más o menos grande de gran luminosidad, si lo convierte en un punto minúsculo, su intensidad será tal que sentirá la quemadura de esta concentración y deberá retirar su mano. La concentración no es pues un pensamiento o una imagen mantenida en la mente, es también la operación mental que consiste en dar a estas representaciones la mayor intensidad posible, con la facultad, adquirida con la práctica, de mantener el tiempo necesario esta intensidad. Además, la claridad y concisión del pensamiento subordinan su eficacia. La relajación que implica el control tónico no exige una gran concentración. Este estadio primario demanda sin embargo un esfuerzo incompatible con la astenia de numerosos sujetos. Mediante la creación de reflejos de relajación condicionados, llevamos a los sujetos a este estado sin requerir ese esfuerzo. Del mismo modo, la costumbre de la concentración se desarrolla por un mecanismo análogo en el que participa el vacío mental obtenido en la pasividad más absoluta. En esta perspectiva utilizamos la sugestión y la postsugestión para desarrollar en la misma pasividad cualidades positivas, como la facultad de concentrarse, de fijar la atención y mantenerla, el poder volitivo.

La introspección, que se efectúa en el estadio de vacío mental, tampoco requiere un esfuerzo notable desde el momento en el que intervienen reflejos condicionados; allí es donde interviene la toma de conciencia de la mente. La introspección en esa «tierra de nadie» que es el estado intermedio entre el torpor y la hipnosis profunda consiste en una toma de conciencia del propio contexto psíquico, moral y afectivo, y en su confrontación con el yo ideal; también es la toma de conciencia del cuerpo y sus relaciones con los demás y el universo. Es en cierto modo un autoanálisis psicofísico que emprende un camino diferente al de la psico-morfo-síntesis. Ésta recurre a los indicios exteriores para definir al individuo. Aquí, se trata de bajar a lo más profundo de uno mismo para descubrir abismos inexplorados que siempre nos hemos negado a reconocer. En este estado, la censura del superyó es en gran parte anulada o no se ejerce con el rigor habitual.

Los pensamientos y comportamientos perdidos en el subconsciente surgen fácilmente. Procederemos definiendo a los sujetos determinados y mediante interrogaciones sobre los problemas personales preocupantes. Por ejemplo:

a. ¿Cuál es mi actitud moral respecto a la contracepción y a mi comportamiento sexual?
b. ¿Por qué tengo tan en cuenta la opinión pública?
c. ¿Por qué razón me siento menos seguro (inhibición) en presencia de una persona a la que pido un favor, que ante otra que me es familiar?

Remontando el curso de la vida a menudo hasta períodos de la infancia y la adolescencia, veremos como las respuestas a estas formas interrogativas surgen espontáneamente en el campo de la conciencia. El conocimiento de los mecanismos de defensa, el de las situaciones conflictivas resultado de un combate entre las tendencias del ello y la censura del supeyó, procesos que dan pie a los complejos, podrá ser utilizado como material de autoanálisis. No sólo durante la prehipnosis, sino también una vez iniciada la toma de conciencia de los efectos negativos que impiden el pleno desarrollo de la personalidad o desarrollan estados más o menos neuróticos.

Entre la normalidad y la psicosis se sitúan numerosos estados intermedios mal definidos pero que evolucionan entre la astenia y la ansiedad. La personalidad está mal estructurada, sin que por ello haya una disociación. Eso se debe a que el individuo no tiene una noción precisa de su estructura mental; sin que su mente sea un caos, es un desorden. Situado como un esquife en medio de un entorno —que en estas condiciones sólo puede ser amenazante—, es sacudido por circunstancias adversas en vez de mantener el timón con mano firme y afrontarlo decididamente. Veremos lo que en este caso aporta una cierta filosofía de la vida. La base de la higiene mental es la toma de conciencia de los mecanismos de la mente: la definición del yo ideal en relación a la adaptación a su medio y a las condiciones de vida que a veces sólo pueden cambiarse estableciendo de modo deliberado y muy madurado un plan de reconversión a otras actividades y formas de ocio. Una vez descubiertos los fallos, hay que remediarlos: reforzando las cualidades intrínsecas que poseemos;

explotando las virtualidades que siempre revela el autoanálisis —en el caso del matrimonio, lo que he titulado «el análisis concertado de la pareja»—; mediante el uso consciente de los mecanismos de defensa que permiten limitar el impacto de las pulsiones instintivas, especialmente mediante la sublimación, el desplazamiento y la compensación que pueden ser gratificantes.

Este comportamiento nos conduce a la preeminencia del yo, lo que viene a decir al control de la mente. Pero veremos que ello no implica que debamos reprimir todas las necesidades e instintos; también se requiere un exutorio para esta necesidad fundamental que encarna «el principio del placer tan magistralmente definido por Freud (el yo tiende hacia el placer y evita el malestar).

El control del cuerpo

Una vez lograda la armonía de las estructuras mentales, su robustez pone al individuo al abrigo de los efectos corrosivos de la agresión permanente y el estrés. La aptitud para concentrarse en una imagen mental y mantenerla en el campo del pensamiento nos permitirá actuar eficazmente sobre nuestra economía. La relajación topográfica de los grupos musculares ya nos ha aportado la posibilidad de ejercer nuestra influencia sobre el tono muscular y, por eso mismo, reducir la tensión nerviosa. Por extrapolación psicosomática, también hemos reducido las tensiones orgánicas excesivas, pues el proceso toma la vía neurovegetativa. Pero no podemos contentarnos con este resultado, por muy benéfico que sea. Al margen de su tensión demasiado elevada, permanente y por tanto patológica, nuestros órganos oscilan entre la excitación y la inhibición. El equilibrio logrado entre estas dos tendencias es lo que constituye el estado de salud. Eso se debe a que nuestras vísceras son, según la expresión de Chauchard, «músculos huecos»; en tanto que músculos lisos libres (en principio), del control voluntario reciben un nervio activador y un nervio inhibidor; utilizan un relevo ganglionar, al contrario que los músculos estriados del movimiento y esqueléticos, que obedecen directamente al impulso nervioso motriz, por consiguiente a la voluntad; en cambio, los músculos lisos escapan de su control.

Si tomamos del autor anteriormente citado la síntesis sobre los músculos viscerales, tendremos una noción lo bastante elocuente de la acción de los músculos lisos que constituyen o rodean nuestros órganos: «Lo que más evoca la idea de motor en nuestro cuerpo, es precisamente un órgano, el corazón, que ajusta con sus contracciones o sístoles el ritmo de nuestra vida. Mediante la propulsión de la sangre asegura incansablemente el abastecimiento y la depuración de nuestro cuerpo. Todas nuestras vísceras tienen manifestaciones rnotrices: el tubo digestivo, desde el esófago hasta el recto, es la sede de las contracciones llamadas persitálticas, que empujan los alimentos y las heces y dan a la masa intestinal un aspecto rugoso; la vejiga, cuya contracción evacua la orina; el útero, con un músculo poderoso que desencadena el parto; los bronquios, cuya contractura causa las sofocos del asma; los conductos biliares y la vesícula, las uretras cuyas contracciones sobre los cálculos son tan dolorosas; los vasos sanguíneos que se dilatan o contraen, contribuyendo a la correcta circulación de la sangre (rubor y palidez); el bazo, depósito sanguíneo contráctil. Añadamos los movimientos internos del ojo (constricción o dilatación de la pupila), variaciones de la curvatura del cristalino (adaptación); los movimientos de enderezamiento de los pelos (horripilación: carne de gallina).» Observemos además, con Paul Chauchard, «que el sistema nervioso visceral dirige también otro tipo de acción, las secreciones glandulares». Comprendemos cómo el disfuncionamiento hipotalámico puede inhibir o excitar nuestros órganos perturbando la hipófisis, cuyo papel es enviar mensajes hormonales a las demás glándulas que regulan la actividad de nuestros órganos. También permite comprender cómo el proceso inverso de regulación del control nervioso mediante relajación permite restablecer este equilibrio que se sitúa entre la estimulación excesiva y el freno exagerado. Pero al margen de esta acción ejercida por la regulación de la función tónica, podemos ejercer otra frenando o estimulando nuestros órganos bajo el efecto de los influjos que se convierten en los soportes de la concentración mental.

La ciencia magnética, por muy discutida que sea, debe sus éxitos innegables a que ha percibido muy bien que «la salud resulta de un equilibrio de todas las funciones del organismo»; que ha concebido «la clasificación de enfermedades en hiperfuncionamiento e hipofuncionamiento». Partiendo de este principio —que coincide con los de la acupuntura, que los médicos empiezan a descubrir a la espera de que redescubran la hipnosis—, en el caso del hiperfuncionamiento se calma, y en el caso del hipofuncionamiento se excita. Que nos perdonen, pero no actuamos de otro modo en relajación psicosomática, de lo intangibles que son estos principios, con la ventaja sin embargo de que la intervención de un tercero no es necesaria.

No es indispensable representarse el órgano sobre el cual queremos actuar con mucha precisión, pero debe sentirse su posición; así, no podríamos ejercer una acción muy eficaz sobre la vejiga si la situásemos a la altura del estómago. Además, nos parece importante revisar, al menos de modo sumario, su anatomía cuando sólo se conserva una noción confusa; cuanto mayor sea la precisión con la que conozcamos la estructura y funcionamiento de un órgano, mejor podremos influir en su actividad. Entonces debemos proceder a la toma de conciencia de este órgano mediante una especie de aprehensión de la mente; en una palabra, hay que transportarse hasta él para «sentirlo vivo». En lo que nos concierne, nos representamos un fluido continuo que baja de nuestro cerebro hacia tal o cual órgano sobre el que queremos actuar. El pensamiento, al mismo tiempo, permanece concentrado en este órgano «visualizándolo» y, sobre todo, «sintiéndolo». Entonces podemos cargar ese fluido con el pensamiento que hemos concentrado con el fin de regular o calmar ese órgano; señalemos que la excitación corresponde a la congestión y que la aminoración de su actividad corresponde a su descongestión; la analogía (ley del ocultismo) se halla en las equivalencias siguientes que pueden ser evocadas:

CONCENTRACIÓN = HIPERACTIVIDAD
DISPERSIÓN = HIPOACTIVIDAD

En esta acción hay que evitar toda crispación; la influencia debe ejercerse en una calma soberana. Coincide pues con la hipnosis: primero en la certeza inquebrantable en el éxito, en la calma, la relajación y una voluntad plácida pero iriflexible; finalmente, en la claridad del pensamiento y la pulsión poderosa y continua que se le imprime.

Daremos dos ejemplos que podrán servir de esbozo de la manera de proceder, el segundo muestra cómo se puede actuar simultáneamente sobre músculos lisos en cuyo control participan dos sistemas diferentes aunque sincronizados en su automatismo: el peristaltismo intestinal y la relajación del esfínter anal.

El dolor de cabeza se caracteriza por una tensión dolorosa pero también por la congestión (cabeza ardiendo). El pensamiento dirigido cumplirá mentalmente el gesto que realiza el magnetizador hábil para aliviar una cefalea: bajará desde la cabeza hasta el epigastrio en una acción interna continua para «aliviar» la cabeza. Al mismo tiempo, el pensamiento objetivará la sensación de frescura y bienestar de la cabeza recreando el estado en el que uno se encuentra normalmente.

El segundo ejemplo hace referencia a una afección muy frecuente: el estreñimiento. Hay que «visualizar» el intestino; verlo con el pensamiento en su forma y recorrido, con el colon ascendente que sube por el lado derecho del vientre hasta la vesícula, el colon transverso que se dirige hacia la izquierda y, finalmente, el colon descendente, que baja efectivamente por el lado izquierdo del vientre hasta la ampolla rectal a la que sigue el esfínter, músculo liso que asegura el cierre del conducto salvo en la defecación. El peristaltismo (acción de los músculos lisos) se ejerce en el sentido de las agujas de un reloj. Debemos pues «ver» con el pensamiento los materiales ejerciendo una presión en ese sentido, el «fluido» empuja como en una especie de noria constante, mientras que al mismo tiempo se «objetiva» la sensación experimentada en la defecación cuando el esfínter se relaja; la evocación del dolor de barriga provocado por la diarrea es especialmente eficaz en el caso del estreñimiento pertinaz.

Así como se puede dominar la función intestinal, es posible dominar todos los órganos, incluidos los órganos sexuales. El «fluido» dirigido por el pensamiento hacia un dolor agudo en cualquier lugar del cuerpo lo interrumpe instantáneamente. Vencer las algias tenaces puede ser imprudente, pues los síntomas de afección grave pueden hallarse ocultos; el diagnóstico médico debe, en este caso, preceder a la acción que se desea emprender. Una súbita taquicardia es detenida en seco por el pensamiento, pero, para toda anomalía cardíaca es indispensable un electrocardiograma.

Nunca hemos constatado ningún problema de salud debido al entrenamiento que requiere el desarrollo de estas facultades. Bien al contrario, esta dominación sobre el cuerpo permite eliminar los problemas menores; no se excluye que, en el caso de una enfermedad crónica, una acción prolongada pueda aportar una interesante contribución al tratamiento médico, no cabe duda de que acelera la curación y reduce el sufrimiento. Aunque sólo fuese por esta última razón, no vemos con qué derecho podríamos prohibir a un ser humano el uso de los poderes que la naturaleza le ha otorgado.

La autohipnosis

Diversas técnicas, entre ellas un procedimiento infalible que hemos elaborado, permiten ponerse a uno mismo en estado de hipnosis. Sumergirse en el sueño hipnótico es fácil a partir de este estado vecino, y nos aporta ya singulares poderes. Hemos visto que podemos reducir el campo de la conciencia al mínimo, más allá del estado de torpor y, dejándose ir, pasar al sueño. No es como con el sueño natural, se tiene el sentimiento «de hundirse en la nada». No hay que contenerse, pues este estado de inconsciencia no es nada peligroso y el despertar se produce espontáneamente o a la hora fijada previamente tomando la precaución de «verla» episódicamente. En ese estado en el que las sugestiones se reciben sin restricciones, en el que las postsugestiones se realizan fácilmente, está indicado autosugestionarse, ya sea para reforzar una cualidad, desarrollar un don o una aptitud, como para ejercer una influencia en el funcionamiento orgánico.

El pensamiento de lo que se desea obtener será mantenido entre 10 y 15 minutos durante el estado de torpor acentuado que confina en la hipnosis, y después nos dejaremos sumergir en el sueño. El pensamiento que ocupaba la mente se dirigirá al subconsciente, en el que dejará su huella; se plasmará en actos psicofisiológicos.

Como en la sugestión, pueden utilizarse dos fórmulas, por ejemplo: «Cada vez soy menos tímido ... estoy lleno de seguridad ... ya no soy tímido...» o en postsugestión: «Cuando vea a esta persona... estará lleno de seguridad... me sentiré perfectamente cómodo... no podrá intimidarme ... etc.»

La secuencia de hipnosis que he establecido permite proceder de manera diferente. El sujeto sólo tiene que escucharla sin prestar ninguna atención y dejar simplemente flotar su mente en la idea que ha detenido deliberadamente, sin dejarla derivar hacia otra cuestión; esta idea continúa impregnado el subconsciente después de que la hipnosis haya intervenido con mayor o menor rapidez, según los reflejos de adormecimiento hayan sido educados más o menos a menudo. Normalmente se obtiene una supresión casi total de la conciencia tras una audición de entre 15 y 25 minutos.

PARTE PRÁCTICA

Sumérjase en la hipnosis

Ejercicio 43: La hipnosis simple

«Su cuerpo permanece inmóvil... pero ahora siente que su cuerpo es todavía más pesado ... está bien ... no piensa en nada... todo está lejano ... y tiene sueño... sueño... siente que podría dormir... pero no pierde la conciencia... sin embargo siente que no puede moverse... está en el límite del sueño... todavía puede profundizar en este estado... puede hacerlo.»

Nota: esta estado se halla en el umbral entre la relajación y el sueño hipnótico. Es el que debe obtener para la autosugestión. Ahora aprenderá a sumergirse en la hipnosis conservando un fragmento de conciencia para regresar cuando quiera al estado prehipnótico.

La autohipnosis

Ejercicio 44: La inmersión

Durante el estado prehipnótico, el sujeto está en el umbral del sueño hipnótico y siente que puede dejarse ir hacia el sueño. Sin embargo, le queda un fragmento de conciencia. Debe ejercitarse para sumergirse en el sueño... no dude en dejarse ir... es una sensación extraña pero agradable, que sólo puede representar ventajas, como el de un descanso todavía más absoluto que el de la relajación integral. Dominará este ejercicio cuando pueda sumergirse a voluntad en el sueño y volver al estado prehipnótico. Se sumerge en el sueño, vuelve, se sumerge en el sueño, vuelve, etc. En ese momento es usted amo de su mente.

Ejercicio 45: La hipnosis

Sumergirse en la hipnosis y «no volver» sólo debe realizarse si uno desea dormirse tras la autosugestión practicada en estado prehipnótico que permite todavía controlar los pensamientos y conservarlos en la mente. La hipnosis debe utilizarse sobre todo por la noche antes de dormir. El sueño será entonces muy profundo y reparador. Siempre nos despertaremos de forma natural, a menos que se sugiera un sueño profundo y prolongado para otros fines que no podemos abordar aquí.

Nota: nuestro método preconiza la toma de conciencia en estado prehipnótico. Tan eficaz como los métodos concentrativos, permite impregnar el subconsciente con fórmulas determinadas previamente determinadas o controlar las funciones orgánicas.

Bibliografía

Amutio Careaga, A. *Teoría y práctica de la relajación. Un nuevo sistema de entrenamiento*, Barcelona, Martínez Roca, 1999.

Avia, M.D. «Técnicas cognitivas y de autocontrol» en J.Mayor y E.J.Labrador (eds.). *Manual de Técnicas de Modificación de Conducta*, págs 330-360, Madrid, Alhambra, 1990.

Bastida de Miguel, A.Mª. «Importancia de aplicar terapias psicológicas de tercera generación en la resolución de un caso de fibromialgia». XI Congreso Virtual de Psiquiatría Interpsiquis, Febrero-Marzo 2010.

Berstein, D. y Borkovec, T.D. *Entrenamiento en Relajación Progresiva*. Bilbao, Descleé de Brower, 1983.

Cautela, J. R. Y Groden, J. *Técnicas de Relajación*. Barcelona, Martínez Roca, 1985.

Echeburúa,E. y Corral,P., *Tratamiento psicológico de los trastornos de ansiedad*, 1991.

Buela G. y V.Caballo (eds.). *Psicología clínica aplicada*, Madrid, Siglo XXI.

Gonzalez de Rivera, J.L. *Psicoterapia Autógena*, Madrid, Asociación Española de Psicoterapia, 1999.

Joseph. R. Cautela y June Groden. *Técnicas de relajación*. Editorial Roca.

Labrador,F., *Técnicas de Relajación y Desensibilización* Sistemática, Madrid Fundación Universidad Empresa, 1992.

Labrador,F., De la Fuente,M..y Crespo, M., «Técnicas de control de la activación: relajación y respiración». En F.J.Labrador, J.A.Cruzado y M.Muñoz (eds.), *Manual de técnicas de modificación y terapia de conducta*, pags 367-395, Madrid.Pirámide, 1995.

Luthe, W (Ed): *Autogenic Therapy*. 6 vols. Grune & Stratton, New York, 1969-1973.

Schultz, J.H. *Das Autogene Training*. Thieme, Leipzig, 1932.

Schultz, J.H. *El entrenamiento autógeno*. Editorial Científico-Médica, Barcelona 1969.

Smith, J.C. *Dinámica de la relajación*, Girona, Editorial Tikal, 1985.

Smith, J. C. *Entrenamiento cognitivo-conductual para la relajación progresiva*, Bilbao, DDB.

En esta misma colección:

LA PRÁCTICA DE LA VISUALIZACIÓN CURATIVA

Sharon Wayne

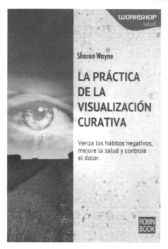

La visualización curativa es una actividad natural que consiste en la creación consciente de impresiones sensoriales con el propósito de dar un giro en la vida. Estas representaciones mentales que cualquiera puede fabricarse pueden ser una poderosa herramienta para mejorar en cada faceta de nuestra vida, como forma de terapia o proceso de curación y control del dolor. Pero, ¿cómo se realiza la visualización curativa? ¿Es difícil? ¿Para qué puede utilizarse? Este libro le mostrará su capacidad para visualizar a fin de que pueda aprovechar esta actividad y pueda ayudarle a mantenerse apto, saludable y feliz.

- Reglas para una visualización efectiva.
- Aplicaciones para la autocuración de diferentes enfermedades.
- Aprenda a modificar la manera como interactúa con otras personas.
- La visualización programada para lograr objetivos.
- Ejercicios para mejorar los aspectos positivos de la vida.

TÉCNICAS TAOÍSTAS PARA VIVIR MÁS

Iravan Lee

Energía, esencia y mente son los tres grandes tesoros taoístas. Siguiendo el orden natural de las cosas, el Taoísmo persigue la purificación a través del control de los apetitos y las emociones, y lo hace mediante una serie de técnicas como son el control de la respiración, la meditación, una particular forma de preservar la energía a través de la sexualidad y otras técnicas que acercan a la persona a la consciencia pura y a la verdad interna de todas las cosas.

Este libro le muestra algunas de las técnicas y ejercicios que el Tao viene practicando desde hace miles de años con el objetivo de que logre una vida armoniosa y saludable durante mucho más tiempo.

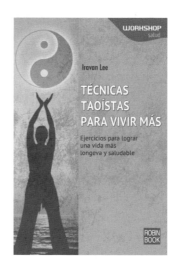

- La respiración lenta, profunda, armoniosa y tranquila.
- Regular la mente para llegar a la meditación.
- La regulación del cuerpo y la energía sexual.
- Los ejercicios del Tao In.
- Procesos de armonización según el Chi Kung.

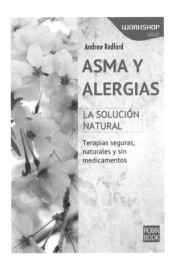

ASMA Y ALERGIAS

Andrew Redford

El sistema inmunológico suele reaccionar de forma exagerada a sustancias que suelen ser inofensivas, tales como ácaros o el mismo polen. El cuerpo produce un anticuerpo que reconoce al alérgeno, liberando determinadas sustancias, como la histamina, que provoca los síntomas alérgicos que pueden afectar los ojos, la nariz, la garganta o bien las vías respiratorias, pudiendo producir en este caso episodios asmáticos.

Este libro relata todos aquellos factores que inciden en episodios alérgicos y ofrece un abanico de alternativas naturales para combatirlos, desde la homeopatía, la naturopatía, la acupuntura o la aromaterapia. Y dedica una especial atención a las alergias alimenticias y las que afectan –cada vez más– a los niños.

- ¿Existe una conexión directa entre bienestar emocional y alergias?
- ¿Cómo pueden curar las hierbas?
- ¿Cómo puede evitarse la toxicidad de ciertos alimentos?
- ¿Qué papel juega la dieta en la aparición de una alergia?

LA ALIMENTACIÓN ENERGÉTICA

Robert Palmer y Anna Cole

Una nutrición idónea permite un correcto trabajo de las funciones vitales e incrementar el potencial de las competencias cerebrales. Por eso es tan importante llevar una alimentación correcta, es la mejor alternativa de cara a tener una buena salud. En cambio, una nutrición incorrecta reduce la inmunidad ante las enfermedades, altera el desarrollo físico y mental de los más jóvenes y reduce la productividad.

Este libro ofrece los conocimientos básicos para llevar una alimentación adecuada de cara a saber qué alimentos necesita el organismo y cómo afectan al estado de salud general de cada persona, así como las combinaciones óptimas que redundarán en un mejor bienestar.

- ¿Es posible eliminar las proteínas animales?
- ¿Cuáles son las vitaminas esenciales para el cerebro?
- ¿Por qué la fibra ayuda a combatir el estreñimiento?
- ¿Cómo se detecta una carencia de vitaminas o sales minerales?

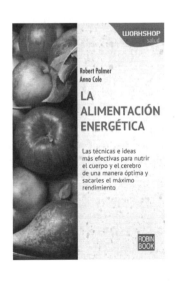

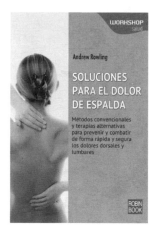

SOLUCIONES PARA EL DOLOR DE ESPALDA
Andrew Rowling

El dolor de espalda es la molestia más común que afecta a todo tipo de personas. La mayoría de estos dolores —que pueden surgir de repente—, son debidos a malos hábitos posturales. Existe un método muy simple para evitarlos: la prevención. Es suficiente tener una cierta disciplina diaria para acometer una práctica que le ayudará a mantener la espalda en un estado funcional satisfactorio.

Este libro le guiará mediante una serie de ejercicios muy fáciles de realizar que podrá llevar a cabo en su hogar con el fin de que pueda consolidar la musculatura vertebral, y aliviar así el dolor de espalda que le está atenazando.

- La espalda y el trabajo profesional.
- Cómo realizar correctamente los pequeños gestos cotidianos.
- Aprenda a conocer mejor su espalda.

TÉCNICAS DE LA SEXUALIDAD ORIENTAL
Amanda Hu

La sexualidad es un instrumento poderoso para conseguir una mejor calidad de vida. Su conocimiento es algo muy arraigado en casi todas las culturas. Pero el taoísmo incorpora una serie de técnicas en la que intervienen ejercicios, como son la respiración, el movimiento o una dieta alimentaria adecuada que no sólo mejoran el placer sino también la calidad de las relaciones sexuales. Las enseñanzas procedentes de la sexualidad oriental no sólo pueden conseguir alargar la vida, también son un poderoso aliado capaz de dar una mayor energía sexual y satisfacción a la hora de vivir.

- Posturas, respiración y energía.
- Afrodisíacos y otros objetos para el goce de los sentidos.
- El arte milenario del masaje sensual japonés.

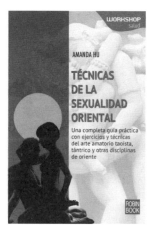

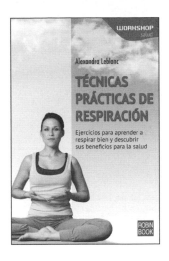

TÉCNICAS PRÁCTICAS DE RESPIRACIÓN

Alexandra Leblanc

Respirar es absorber el aire, tomar parte de sus sustancias y expulsarlo luego modificado. Pero es también la manera de generar y mantener la energía vital. Cuando respiramos bien, creamos las condiciones óptimas para la salud y el bienestar. Y cuando no lo hacemos así, sentamos las bases para que cualquier afección produzca desequilibrios en nuestra vida.

Este libro muestra la manera de abrir el cuerpo hacia una conciencia más profunda de la respiración mediante una serie de ejercicios y exploraciones, de tal modo que podamos convertir algo tan habitual como respirar en la piedra angular de nuestro bienestar.

• ¿Cómo afecta el estrés diario a la respiración?
• ¿Cuáles son las pautas respiratorias más adecuadas?
• ¿Se puede prolongar la espiración?
• Ejercicios para una respiración profunda.
• ¿Qué ejercicios pueden descongestionar los pulmones?

TÉCNICAS CURATIVAS DEL ALOE VERA

Timothée Lambert

Salud, bienestar y belleza son palabras que ineludiblemente van ligadas al aloe vera. Ninguna otra planta curativa despierta hoy en día tanto el interés por sus múltiples propiedades medicinales hasta el punto de ser utilizada de manera muy extensa por la industria cosmética y la industria farmacéutica.

Este libro nos descubre su historia, su cultivo y sus aplicaciones. Pero también proporciona una serie de efectivas y muy fáciles fórmulas de belleza para fabricar en casa con apenas unos pocos ingredientes y la inestimable ayuda del aloe. Y para quienes deseen experimentar en la cocina, también encontrarán recetas con las que disfrutar cocinando.

• Cómo utilizar el aloe vera farmacéutico.
• Su utilización en todo tipo de enfermedades.
• El aloe vera en cosmética.
• Recetas de belleza caseras.

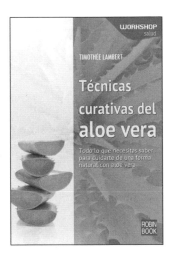